W0269543

Springer-Verlag Berlin Heidelberg GmbH

Veröffentlichungen aus dem Gebiete des Militär-Sanitätswesens.

Herausgegeben von der Medizinal-Abteilung des Kgl. Preussischen Kriegsministeriums.

Veröffentlichungen

aus dem Gebiete des

Militär-Sanitätswesens.

Herausgegeben

vom

Sanitäts-Departement

des

Königlich Preussischen Kriegsministeriums.

Heft 71.

Weitere Untersuchungen über Gasödem–Serum.

Aus den Verhandlungen des Wissenschaftlichen Senats bei der Kaiser Wilhelms-Akademie für das militärärztliche Bildungswesen vom 22. Dezember 1917.

Im Anschluss an Heft 68 der Veröffentlichungen aus dem Gebiete des Militär-Sanitätswesens.

Herausgegeben

vom

Sanitäts-Departement des Königlich Preussischen Kriegsministeriums.

Mit 2 Abbildungen im Text.

1918

Springer-Verlag Berlin Heidelberg GmbH

Weitere Untersuchungen

über

Gasödem-Serum.

Aus den Verhandlungen des Wissenschaftlichen Senats bei der Kaiser Wilhelms-Akademie für das militärärztliche Bildungswesen vom 22. Dezember 1917.

Im Anschluss an Heft 68 der Veröffentlichungen aus dem Gebiete des Militär-Sanitätswesens.

Herausgegeben

vom

Sanitäts-Departement

des

Königlich Preussischen Kriegsministeriums.

Mit 2 Abbildungen im Text.

1918

Springer-Verlag Berlin Heidelberg GmbH

ISBN 978-3-662-34727-0   ISBN 978-3-662-35047-8 (eBook)
DOI 10.1007/978-3-662-35047-8

Inhaltsverzeichnis.

I.

Über die Bildung und Gewinnung von Toxinen bei Gas-Ödem-Erregern.

Von

Dr. F. Klose,

Oberarzt, kdt. zur Kaiser Wilhelms-Akademie für das militärärztliche Bildungswesen.

(Mit 2 Abbildungen.)

Die von Se. Exzellenz dem Herrn Chef des Feldsanitätswesens angeordneten Arbeiten zur Herstellung eines wirksamen Immunserums gegen die Gas-Ödem-Erkrankung der Verwundeten hatten ihren vorläufigen Abschluß im April 1917 gefunden, nachdem es gelungen war, in Verbindung mit den Höchster Farbwerken ein antiinfektiöses, d. h. ein bakterizid-antitoxisch wirkendes Immunserum von Pferden zu gewinnen, das nach der Art seiner Zusammensetzung im wesentlichen alle bis dahin bekannten Erreger der Gas-Ödem-Erkrankung berücksichtigte und das zunächst wegen der geringen zur Verfügung stehenden Menge in erster Linie eine prophylaktische Anwendung finden sollte, ohne jedoch die nach Tier- und Menschenversuchen aussichtsreiche therapeutische Verwendung, über die bisher günstige Erfahrungen von Rumpel, Heddaeus und Dobbelmann vorliegen, ganz auszuschließen.

Schon vor dem Kriege hatte man sich mit mehr oder minder gutem Erfolg damit beschäftigt, giftige Stoffwechselprodukte von jenen Anaeroben in den Kulturen darzustellen, die wir jetzt nach den während des Krieges von den verschiedensten Seiten ausgeführten Untersuchungen als Erreger der menschlichen Gas-Ödem-Erkrankung ansprechen müssen. So gelang es Graßberger und Schattenfroh, ein wirksames Toxin des Rauschbrandbazillus in Traubenzucker-Bouillonkultur und ein entsprechendes hochwertiges Antitoxin zu erzeugen, und in derselben Nährflüssigkeit erhielten Ghon und Sachs mit ihrem als Ödembazillus bezeichneten Anaeroben ein für Meerschweinchen und weiße Mäuse giftiges Stoffwechselprodukt ihres

Bazillenstammes, das wir jetzt nach der Art seiner Wirkung wohl auch als ein Toxin ansprechen müssen. Dagegen führten die Versuche von Eugen Fränkel, von dem nach ihm und Welch benannten Gasbrandbazillus ein Toxin in Kulturen nachzuweisen, zu keinem Ergebnis, während es Passini glückte, von Stämmen dieser Anaerobenart ein giftiges, dem Sepsin nahestehendes Stoffwechselprodukt in Traubenzucker-Bouillonkulturen aufzufinden. So lagen die Verhältnisse vor dem Kriege.

Während desselben begann ich auf Anregung von Herrn Generalarzt Bonnhoff im Februar 1915 mit entsprechenden Versuchen, von dem Welch-Fränkelschen Gasbrandbazillus, den ich zunächst in einer Reihe von menschlichen Gas-Ödem-Erkrankungen als Erreger isolieren konnte, in seiner Kultur ein Gift darzustellen mit dem Ergebnis, daß es gelang, ein schwach wirksames Toxin und Antitoxin zu erzeugen. Dabei konnte ich schon damals auf die günstige therapeutische Wirksamkeit des hergestellten antiinfektiösen und antitoxischen Serums bei lokaler, in unmittelbarer Umspritzung des Krankheitsherdes bestehender Anwendung im Tierversuch hinweisen, was der Ausgangspunkt für die therapeutische Anwendung meines und dann später des Gas-Ödem-Serums Höchst beim Menschen wurde. Auch Aschoff und seine Mitarbeiter haben ebenso wie Conradi-Bieling die Toxindarstellung von ihren, der Rauschbrandgruppe angehörenden Stämmen versucht, die bei Aschoff und seinen Mitarbeitern zur Herstellung eines im Tier- und Menschenversuch wirksamen antiinfektiösen Immunserums von dem dem Ghon-Sachsschen Bazillus nahestehenden Stamm geführt hat. Endlich berichtete Herr Geheimrat v. Wassermann auf der Sitzung des wissenschaftlichen Senats der Kaiser Wilhelms-Akademie im April 1917, daß ihm die Darstellung eines giftigen Stoffwechselproduktes gelungen sei, das in gleicher Weise von Vertretern der Gruppe des Welch-Fränkelschen Gasbrandbazillus, des Rauschbrandbazillus und des Putrifikus gebildet wird und demnach als ein für alle diese Stämme gemeinsames Gruppentoxin angesprochen werden müsse, das von einem von ihm gleichfalls hergestellten Antitoxin sich neutralisieren ließe. Über weitere Versuche mit diesem Gift ist bisher nichts bekannt geworden.

So weit waren die Versuche mit der Herstellung eines Toxins und Antitoxins für die verschiedenen Gas-Ödem-Bazillen gediehen, als in der Sitzung des Senats bei der Kaiser Wilhelms-Akademie im April 1917 zunächst die prophylaktische Anwendung des damals für die praktische Verwendung allein in Betracht kommenden, von uns im Verein mit den Herren Prof. Ruppel und Dr. Joseph hergestellten Höchster Serums einstimmig beschlossen wurde. Wenn auch dieses Serum, wie ich nochmals ausdrücklich betonen möchte, infolge der Herstellung mit Vollkulturen — eine Methode, wie sie auch neuerdings von Herrn Geheimrat v. Wassermann benutzt worden ist — neben der bakteriziden Quote schon bewußt eine nicht unerhebliche antitoxische Quote besaß, so mußte man doch bestrebt sein, diese antitoxische Quote zu erhöhen, vor allem dann, wenn man das Serum auch zu therapeutischen Zwecken benutzen wollte. Da nun die bereits von mir erwähnten. therapeutischen Versuche mit dem Höchster Serum durchaus zugunsten einer solchen Anwendung sprachen und nur die äußeren Verhältnisse die gleichzeitige Einführung der therapeutischen neben der prophylaktischen Anwendung in Rücksicht auf die noch relativ geringe Menge des zur Verfügung stehenden Serums verhinderten, so mußte die Herstellung reiner Toxine und Antitoxine zur Verbesserung der antitoxischen Quote die Hauptaufgabe der zukünftigen Forschung sein. Dabei war aber vor allem zu berücksichtigen, daß alle Arten von Gas-Ödem-Erregern auf ihre Toxin- und Antitoxinbildung untersucht werden mußten. Bis zum April 1917 liegen aber nur solche Arbeiten vor, welche sich mit der Reindarstellung von Toxinen, sei es der Welch-Fränkelschen Gruppe (Fränkel, Passini, Klose), sei es der Rauschbrandgruppe (Graßberger, Schattenfroh, Ghon-Sachs, Aschoff und Mitarbeiter, Conradi und Bieling) beschäftigten. Dagegen fehlte es noch völlig an exakten und erschöpfenden Untersuchungen über die Giftbildung der putrifizierenden Stämme der Gas-Ödem-Erreger. Aber gerade diese sind, wie mir eigene Versuche mit den dem von v. Hibler als Kochs maligner Ödembazillus bezeichneten Anaeroben nahestehenden K. 1-Stämmen gezeigt haben, zum Teil von besonderer Giftigkeit und müssen daher für die Herstellung antitoxischer Sera ganz besonders in Betracht gezogen werden. Die große Giftigkeit dieser bestimmten putrifizierenden Stämme und die sich daraus ergebende schwierige Darstellung eines antiinfektiösen Serums hat uns auch bisher davon abgehalten, diese hochgiftigen Stämme bei der Herstellung des Höchster Serums mit zu verwenden. Daraus erklärt es sich, daß das Höchster Serum noch keine antibakterielle und antitoxische Quote gegen das Toxin des K. 1-Stammes enthält.

Ich habe mich mit der Frage der Toxinbildung der Gas-Ödem-Stämme inzwischen weiter beschäftigt und möchte über die Ergebnisse dieser Arbeiten zunächst hinsichtlich der putripzierenden Stämme K. 1 berichten. Diese Stämme zeigen das von v. Hibler für den Kochschen malignen Ödembazillus angegebene. chemische Verhalten, wie es auch

von Jensen, Baumgarten, Kolle-Hetsch und weiter in der Tier-
medizin von Kitt, Markoff, Foth bisher für diesen Anaeroben angenommen wurde. Sie schwärzen Hirnbrei, verflüssigen Gelatine,
bringen Milch zur Gerinnung und bauen das Kasein weiter ab, ebenso
wie sie koaguliertes Pferdeserum verflüssigen und weiter zersetzen. Sie
sind für Pferde, Ziegen, Kaninchen, Meerschweinchen, weiße Ratten
und weiße Mäuse hochpathogen (Aufstellung 1). Das von diesen
Stämmen bei Meerschweinchen erzeugte Krankheitsbild zeigte einmal
das von R. Koch als malignes Ödem beschriebene Krankheitsbild mit
vorwiegend durch die Bakterienwucherung bedingten Erscheinungen: massenhaft Bakterien im Ödem des Unterhautzellgewebes,
reichlich auch zu Fadenformen ausgewachsene Bakterien in der peri-
tonitisch gereizten Bauchhöhle; andererseits konnte ein Krankheits-
verlauf beobachtet werden, der dem von Novy für seinen Ödembazillus gegebenen an die Seite gestellt werden und vorwiegend als
ein toxämischer gedeutet werden muß: lokale Beschränkung
der Bakterien an der Impfstelle, sehr starkes wasserklares Ödem
im Unterhautzellgewebe, starke seröse Ergüsse im Brust- und zuweilen
auch im Bauchraum. Dem würde bei der menschlichen Gas-Ödem-
Erkrankung entsprechen, daß wir ebenso einmal die Erkrankung
mehr mit Hervortreten der durch-die Bakterienwucherung bedingten
Erscheinungen, ein anderes Mal mehr mit dem Überwiegen toxämische
Erscheinungen verlaufen sehen.

Aufstellung 1.

Morphologie und Kultur	Maligner Ödembazillus im Sinne von R. Koch nach v. Hibler	Maligner Ödembazillus im Sinne von R. Koch nach Kolle-Wassermann	Maligner Ödembazillus bei Tieren nach Hutyra-Marek	K. 1-Stämme
Gramfärbung	+	+	+	vorwiegend +
Fadenbildung	+	+	+	+
Sporen	+	+	+	+
Hirnbrei	Schwärzung	Schwärzung	Schwärzung	Schwärzung
Koag. Serum, Stichkultur	Verflüssigung, Abbau des Eiweißes	Verflüssigung, Abbau des Eiweißes	Verflüssigung, Abbau des Eiweißes	Verflüssigung, Abbau des Eiweißes
Milch	Gerinnung, Abbau des Kaseins	Gerinnung, Abbau des Kaseins	Gerinnung, Abbau des Kaseins	Gerinnung, Abbau des Kaseins
Gelatine	Verflüssigung	Verflüssigung	Verflüssigung	Verflüssigung
Pathogenität	Meer-schweinchen, Kaninchen	Meer-schweinchen, Kaninchen	Meer-schweinchen, Kaninchen	Meer-schweinchen, Kaninchen

Schon Novy äußerte auf Grund dieses durch seinen Bazillus hervorgerufenen Krankheitsbildes die Ansicht, daß der Tod der Versuchstiere nicht sowohl durch die Bakterien, als vielmehr durch die bei der Infektion eingeführten Toxine dieser Mikroorganismen bedingt war. Die Richtigkeit dieser wurde durch folgenden Versuch mit 5 tägigen, unter Wasserstoff gezüchteten Bouillonkulturen des Stammes K.1 erhärtet. Von drei Kaninchen erhielt das eine 5 ccm dieser Bouillonkultur, das zweite das Zentrifugat von 5 ccm dieser Bouillonkultur und das dritte die von 5 ccm dieser Bouillonkultur abzentrifugierten, in 5 ccm physiologischer NaCl-Lösung aufgeschwemmten Bakterien intravenös einverleibt. Nur das mit den von der Bouillon befreiten Bazillen behandelte Kaninchen überlebte die Infektion. Ein zweiter Versuch mit 5 und 2 ccm in derselben Anordnung hatte das gleiche Ergebnis. Es mußte also in dieser Bouillonkultur ein Stoffwechselprodukt der Bakterien vorhanden sein, dessen deletärer Einwirkung auf den Organismus bei intravenöser Einverleibung die Kaninchen erlagen. Daß die Wirksamkeit dieses Kulturzentrifugates eine spezifische war, ergaben Kontrollen mit unbeimpfter, unter denselben Bedingungen gehaltener Bouillon gleicher Zusammensetzung, wie die zu der Toxindarstellung benutzte.

Zunächst wurden die Versuche mit dem Originalstamm K. 1 ausgeführt. Da dieser ein verhältnismäßig nur schwaches Gift in Bouillonkulturen bildete, das durch die Filtration durch Berkefeldkerzen noch weiter an Stärke einbüßte, weil das Toxinmolekül im Filter zumeist zurückgehalten wurde, wurden anfangs Zentrifugate von 5 tägigen unter Wasserstoff gezüchteten Bouillonkulturen benutzt. Diese wurden durch 2 stündiges Zentrifugieren der Kulturen unter Zusatz von dickflüssiger Schlemmkreide in einer elektrischen Zentrifuge mit 3000 Umdrehungen hergestellt. Wir sind uns dabei sehr wohl bewußt gewesen, daß wir so zwar eine möglichst konstante Giftausbeute, aber nur ein relativ keimfreies Toxin erhielten. Jedoch spielen die vereinzelten etwa vorhandenen Keime dieser ausgesprochenen Gewebsparasiten nach unseren Erfahrungen bei intravenöser und intraperitonealer Einverleibung, eine einwandfreie Impftechnik vorausgesetzt, keine wesentliche Rolle für die Beurteilung der Toxinwirkung, zumal vorgenommene Abimpfungen aus Herzblut intravenös infizierter Tiere in hochgeschichteten Traubenzuckeragar und subkutane Verimpfung auf andere Versuchstiere stets ein negatives Ergebnis hatten. Als wir dann im weiteren Verlauf der Untersuchungen für das Toxinmolekül durchlässige Berkefeldkerzen fanden, wurde fortan mit keimfreien Filtraten gearbeitet. In neuester Zeit endlich konnten für die Versuche auch

S-Filter-Filtrate Verwendung finden, wie sie Ficker für seine einschlägigen Arbeiten benutzte. Die Zentrifugate bzw. Filtrate zeigten stets eine für Lackmuspapier alkalische Reaktion.

Durch subkutane, intraperitoneale und intravenöse Einverleibung dieses Toxins konnte bei Ziegen, Kaninchen, Meerschweinchen und weißen Mäusen eine typische, mit deutlicher Inkubation einsetzende Erkrankung erzeugt werden, die bei Verwendung entsprechender Dosen zum Tode führte[1]). Im Vordergrund der allgemeinen Krankheitserscheinungen steht eine allmählich einsetzende, sich stetig steigernde Atemnot,

Abbildung 1.

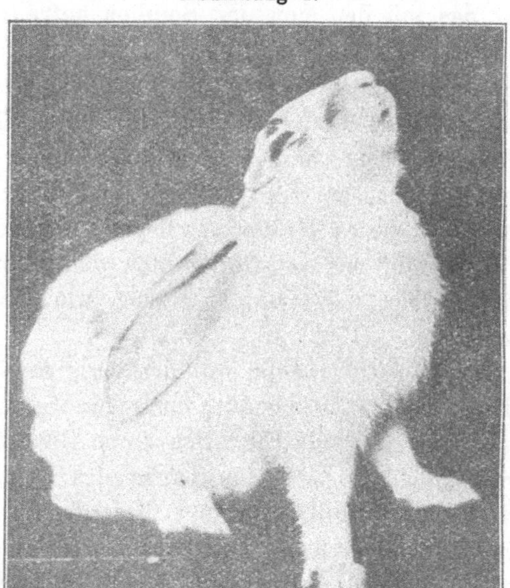

die mit einem nach anfänglicher Steigerung einsetzenden Temperaturabfall einhergeht (Abb. 1). Unter kurzen Krämpfen, oft auch blitzartig gehen die Versuchstiere zugrunde, bei der Verabreichung untertödlicher Dosen pflegen vor der völligen Genesung Durchfälle aufzutreten. Bei der Sektion findet sich bei subkutaner Toxingabe ein massiges, fast völlig wasserklares Ödem im Unterhautzellgewebe der Brust und des Bauches mit Übergang auf die Achsel- und Leistenbeuge sowie eine seröse Durchtränkung der ganzen Bauchwand. Diese ist bei intraperitonealer Toxindarreichung durchsetzt mit zahlreichen Hämorrhagien, die vorwiegend auch in der Zwerchfellmuskulatur lokalisiert sind. In der Bauchhöhle findet sich mitunter ein mäßiges, wasserklares, Leuko-

---

1) s. Münch. med. Wochenschr. 1917. Nr. 48.

zyten und einkernige Rundzellen enthaltendes Exsudat. Das Netz ist ebenso wie die Nebennieren schwach gerötet, · die Mesenterial- und Darmgefäße sind gefüllt. Die Brusthöhle weist ein starkes wasserklares Exsudat auf, das die Lungen komprimiert. Die Lungen selbst zeigen Lungenödem. Im Herzbeutel findet sich häufig ein Erguß von derselben Beschaffenheit wie in der Brusthöhle.

So übt nach den eben geschilderten Krankheitserscheinungen das Toxin eine schädigende Wirkung auf das Gefäßsystem und die Zentren der Medulla oblongata aus. Hier erliegen seinem deletären Einfluß vor allem das Atem- und Wärmeregulationszentrum. So entsprechen die von dem Toxin ausgelösten Krankheitssypmtome völlig denen, die wir bei der menschlichen Gas-Ödem-Erkrankung und bei der als malignes Ödem bezeichneten Erkrankung unserer Haustiere als Toxinwirkung uns zu deuten gewöhnt haben, ohne daß freilich bisher seine Darstellung in Kulturen gelungen wäre. Gegen den Einfluß der Wärme zeigt sich das Toxin sehr empfindlich. Schon einstündiges Erwärmen auf 56° im Wasserbad hob seine Wirksamkeit vollkommen auf. Es ist also **thermolabil.**

Beim Stehen im Eisschrank unter Toluol behielten die Filtrate wochenlang ihre Giftigkeit.

Eine hämolytische Wirkung des Toxins in der Versuchsanordnung von Neißer und Wechsberg auf Pferde-, Kaninchen- und Meerschweinchenblutkörperchen konnte nicht nachgewiesen werden. Die Bildung des Toxins scheint von Umständen abhängig zu sein, die noch weiterer Klärung bedürfen. Im Gegensatz zu Fickèr, der in der Toxindarstellung völlig den von Graßberger und Schattenfroh für ihren Rauschbrandbazillus gegebenen Vorschriften — Züchtung unter Paraffin in Traubenzuckerbouillon mit Schlemmkreidezusatz, Beimpfen mit jungen lebenskräftigen Kulturen — folgte, haben wir zur Toxinerzeugung leicht alkalische Pferdefleischbouillon mit 2 % Peptongehalt benutzt. Wir vermeiden in diesem Nährmedium die Bildung der für die Beurteilung reiner Toxinwirkungen störend wirkenden Abbauprodukte des Traubenzuckers, ganz abgesehen davon, daß wir mit den K. 1-Stämmen in traubenzuckerhaltigen Nährböden bisher keine Toxinbildung erzielen konnten. Unsere Züchtung erfolgte stets in reiner Wasserstoffatmosphäre.

Die für das Toxin K. 1 ermittelten Grenzwerte sind folgende:

$1/_{100}$ ccm Toxin tötet bei subkutaner Darreichung ein Meerschweinchen von 300 g,

$1/_{50}$ ccm tötet intravenös ein Kaninchen von 1000 g und

$1/_{1000}$ ccm tötet intraperitoneal eine Maus von 20 g.

Es ließ sich nun weiter zeigen, daß durch wiederholte subkutane oder intraperitoneale Einverleibung von Toxin Meerschweinchen gegenüber einer nachfolgenden Toxin- und virulenten Kulturinfektion des homologen Stammes zu immunisieren sind. Diese Immunität ist eine spezifische, da diese Tiere einer nachfolgenden Infektion mit dem Welch-Fränkelschen Gasbrandbazillus prompt erlagen. Auf Grund dieses Ergebnisses wurde versucht, mit dem Toxin als Antigen bei Kaninchen durch subkutane Einspritzung steigender Dosen ein antitoxisches Serum zu gewinnen mit dem Erfolg, daß ein Kaninchenserum hergestellt werden konnte, das in 0,05 ccm die vierfach für ein Meerschweinchen tödliche Dosis neutralisierte. Da die Absättigung von Toxin dem Gesetz der Multipla folgte, so wird das hergestellte Toxin als ein echtes Bakterientoxin und das Serum als ein antitoxisches angesprochen.

Mit diesem Serum ließen sich weiter Meerschweinchen gegen eine nachfolgende Infektion mit virulenter Kultur des homologen Stammes schützen. Auch ließen sich durch therapeutische Verabreichung des Serums bei vorangegangener intravenöser Toxingabe Meerschweinchen noch eine Stunde nach der Toxineinspritzung retten.

Des weiteren wurde ein von uns der Rauschbrandgruppe zugerechneter Gas-Ödem-Bazillenstamm „Berlin" der Prüfung auf die Bildung von Toxin unterworfen. Dieser Stamm ließ menschlichen Hirnbreinährboden unverändert, er verflüssigte Gelatine, brachte Milch langsam zur Gerinnung, ohne weiteren Abbau des Kaseins, und bildete in koaguliertem Pferdeserum Gas unter Zerreißung des Eiweißzylinders und Auspressung von Kondenswasser. Von einem in Höchst mit einem aus tierischer Erkrankung gezüchteten Rauschbrandbazillenstamm hergestellten antibakteriellen Rauschbrandserum Nr. 11 wurde der Stamm im Tierversuch typisch beeinflußt. Die Züchtung dieser Kultur zum Zweck der Toxingewinnung geschah gleichfalls in unter Wasserstoff gehaltener Bouillon. Das in diesen Kulturen Anfang September 1917 nachgewiesene giftige Stoffwechselprodukt erwies sich als thermolabil, einstündiges Erwärmen auf 56° hob seine Wirksamkeit völlig auf. Mit ihm gelang es, bei Kaninchen, Meerschweinchen und weißen Mäusen eine typische Erkrankung auszulösen, die bei Verwendung entsprechender Dosen zum Tode führte, wobei auch akute Todesfälle zur Beobachtung gelangten, wie sie Ficker bei intravenöser Einspritzung großer Dosen des von ihm dargestellten Ödemtoxins sah.

Krankheitsbild bei subkutan infizierten Meerschweinchen.

Bei subkutan mit Toxin infizierten Meerschweinchen tritt eine fortschreitende, von der Impfstelle ausgehende mäßige ödematöse Schwellung auf, zu der sich im weiteren Verlauf Störungen des Allgemeinbefindens, Abnahme der Freßlust, Temperatursteigerung hinzugesellen. Die Atmung wird im Verlauf der Erkrankung beschleunigt, schließlich kommt es zu mäßigen Dyspnoeerscheinungen. Die Tiere sterben unter kurzen Krämpfen. Bei der Sektion findet sich im Unterhautzellgewebe, von der Impfstelle ausgehend, ein leicht rötliches Ödem, das sich auf die Brust- und Bauchgegend erstreckt. Die inneren Organe zeigen außer einer leichten Hyperämie der Leber und Nieren sowie einer leichten Rötung der Nebennieren nichts Besonderes. In der Brust- und Bauchhöhle werden gelegentlich mäßige Exsudate angetroffen.

Krankheitsbild bei intravenös mit Toxin infizierten Meerschweinchen.

Bei intravenöser Einverleibung von größeren Toxindosen treten im Anschluß an die Einspritzung allgemeine heftige Krämpfe auf. Die Atmung wird unregelmäßig und setzt schließlich ganz aus. Die Tiere sterben wenige Minuten danach. Bei kleineren Giftmengen tritt nach einer kurzen Inkubation eine fortschreitende Störung im Allgemeinbefinden auf. Die Atmung wird beschleunigt, es stellt sich eine mäßige Dyspnoe ein, die stetig zunimmt; schließlich geschieht die Atmung unregelmäßig, unter Zuhilfenahme der gesamten Atemhilfsmuskulatur. Die Temperatur beginnt rasch fortschreitend zu sinken. Die Extremitäten zeigen eine deutliche Schwäche. Unter Krämpfen erfolgt der Exitus. Bei der Sektion findet sich in der Bauchhöhle ein mäßiges, leicht rötliches, klares Exsudat, die Leber und Nieren sind hyperämisch, die Nebennieren stark gerötet. Die Mesenterial- und Darmgefäße sind prall gefüllt. In der Brusthöhle konnte ein mäßiges, meistens leicht rötliches Exsudat beobachtet werden, die Lungen zeigen mäßiges Ödem. Auch im Herzbeutel findet sich ein geringes Exsudat.

Krankheitsbild bei intraperitoneal mit Toxin infizierten Meerschweinchen.

Je nach der Höhe der Toxindosis treten bei den infizierten Meerschweinchen Abnahme der Freßlust und Temperaturerhöhung auf. Der Leib ist trommelförmig gespannt. Allmählich setzt eine

Beschleunigung der Atmung ein, die weiter zu mäßig dyspnoischen Erscheinungen führt. Die Tiere zeigen eine deutliche Schwäche der hinteren Extremität, schließlich fallen sie auf die Seite und können sich nur mühsam hochrichten. Der Tod erfolgt, nachdem vorher allgemeine Krämpfe aufgetreten sind und die Temperatur sich zu senken begonnen hat. Bei der Sektion findet sich in der Bauchhöhle ein mehrere Kubikzentimeter umfassendes, leicht rötlich getrübtes Exsudat. Das Netz ist gerötet und zeigt kleine Hämorrhagien. Unter der Serosa des Darmes finden sich zuweilen gleichfalls Hämorrhagien. Die Nieren und Leber sind leicht hyperämisch, die Nebennieren weisen einen gelblich-rötlichen Farbenton auf. In der Brusthöhle findet sich ein mäßiges, hellgelblich bis leicht rötlich gefärbtes Exsudat. Die Lungen zeigen ein mäßiges Ödem.

Krankheitsbild bei intravenös mit Toxin infizierten Kaninchen.

Bei der Darreichung größerer Toxindosen beginnt das Tier unmittelbar nach der Einspritzung sehr unruhig zu werden. Nach einer

Abbildung 2.

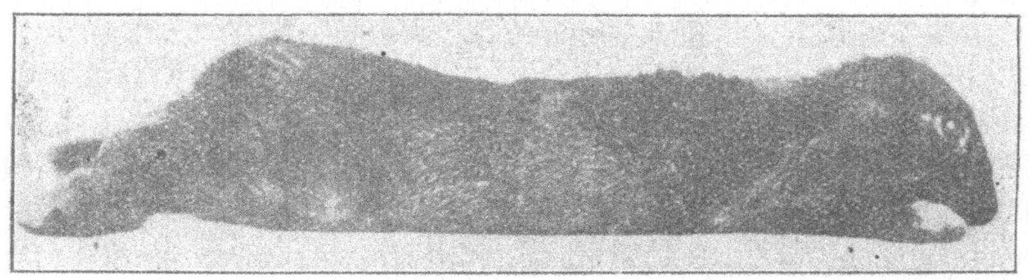

wenige Minuten dauernden Inkubation setzen allgemeine Krämpfe ein, die Extremitäten sind paretisch, „sie gleiten unter dem Tiere fort", das Tier liegt platt auf dem Bauche, die Atmung wird unregelmäßig und hört schließlich ganz auf. Unter Schreien verendet das Tier. Bei kleineren Toxindosen setzen die Störungen des Allgemeinbefindens langsam ein. Die Tiere bewegen sich unruhig im Käfig umher, die Atmung wird beschleunigt. Allmählich tritt eine Parese, namentlich der vorderen Extremitäten auf, so daß die Tiere platt auf dem Bauche liegen und sich nur unbeholfen fortbewegen können (Abb. 2). Schließlich tritt unter kurzen Krämpfen der Tod ein. Bei der Sektion findet sich ein leichter, zumeist rötlich gefärbter Flüssigkeitserguß in der Bauchhöhle. Die inneren Organe sind ohne Besonderheiten, bis auf ein Lungenödem mäßigen Grades. Auch in der Brusthöhle, zuweilen auch im Herzbeutel konnte ein leichtes Exsudat beobachtet werden.

Die bei weißen Mäusen durch dieses Toxin hervorgerufenen Krankheitssymptome glichen im wesentlichen den oben vom Kaninchen und Meerschweinchen beschriebenen. So zeigt auch dieses Gift, wie das Toxin der K. 1-Stämme, eine schädigende Wirkung auf das Gefäßsystem und die Zentren der Medulla oblongata. Jedoch bleibt die Schädigung des Gefäßsystems und des Atemzentrums hinter derjenigen zurück, die das Toxin der K. 1-Stämme bewirkt. Dafür wurde bei dem Toxin Stamm Berlin noch eine Alteration der Großhirnrinde beobachtet, als deren Ausdruck die Krämpfe und Paresen gedeutet werden müssen. Als tödliche Dosis des Toxins Stamm Berlin wurden bisher ermittelt:

für 1 g Kaninchen intravenös . . . . 0,0003 ccm
„ 1 g Meerschweinchen subkutan . . 0,014 „
„ 1 g „ intraperitoneal 0,01 „
„ 1 g „ intravenös . . 0,002 „
„ 1 g weiße Maus intraperitoneal . . 0,00125 „

Weiter konnte das Verhalten des Toxins Stamm Berlin gegenüber einem antitoxischen Rauschbrandserum Nr. 11 der Höchster Farbwerke, das in Friedenszeiten nach den Angaben von Graßberger und Schattenfroh hergestellt worden war, und gegenüber dem antitoxischen K. 1-Serum untersucht werden. Das Rauschbrandserum Höchst 11 neutralisierte in der Dosis von 0,005 ccm die für 15 g Maus intraperitoneal 20 fach tödliche Toxindosis des zur Rauschbrandgruppe gehörenden Gas-Ödem-Bazillenstammes „Berlin", und zwar folgte diese Absättigung dem Gesetz der Multipla.

Versuch 1.

Maus 1, 15 g. 0,5 ccm Toxin Stamm Berlin + 0,005 ccm Rauschbrandserum 11 intraperitoneal; lebt.

Maus 2, 15 g. 1,5 ccm Toxin Stamm Berlin + 0,015 ccm Rauschbrandserum 11 intraperitoneal; lebt.

Maus 3, 15 g. 0,025 ccm Toxin Stamm Berlin + 0,1 ccm normales Pferdeserum intraperitoneal; † nach 40 Stunden.

Maus 4. 0,5 ccm Toxin Stamm Berlin 1 Stunde bei 56°; lebt.

Deshalb wird dieses giftige Stoffwechselprodukt des Stammes Berlin als ein echtes Bakterientoxin angesehen.

Das Toxin der K. 1-Stämme blieb dagegen durch das antitoxische Rauschbrandserum Höchst völlig unbeeinflußt, ebenso wie umgekehrt das Antitoxin K. 1 sich gegenüber dem Toxin Stamm Berlin als unwirksam erwies.

Versuch 2.

Meerschweinchen 1. 0,04 ccm Toxin Stamm K. 1 + 0,1 ccm Rauschbrandserum 11 intravenös; † nach 7 Stunden.

Meerschweinchen 2. 0,04 ccm Toxin Stamm K. 1 + 0,05 ccm Antitoxin K. 1 intravenös; lebt.

Meerschweinchen 3. 0,04 ccm Toxin Stamm K. 1 + 0,1 ccm normales Pferdeserum intravenös; † nach 7 Stunden.

Versuch 3.

Maus 1, 17 g. 0,5 ccm Toxin Stamm Berlin + 0,1 ccm Antitoxin K. 1 intraperitoneal; † nach 12 Stunden.

Maus 2, 15 g. 0,1 ccm Toxin Stamm Berlin intraperitoneal; † nach 16 Stunden.

Deshalb müssen die bis jetzt hergestellten Toxine als streng spezifisch angesprochen werden, und es wird auch von diesem Gesichtspunkt an der Polyvalenz des Gas-Ödem-Serums festzuhalten sein (Aufstellung 2).

Aufstellung 2.

Es wird beeinflußt:

das Toxin des	durch				
	antitoxisches Rauschbrandserum 11 Höchst, hergestellt mit Toxin von tierischem Rauschbrand	Gas-Ödem-Serum Höchst, Op. Nr. 3	Antitoxin K. 1	Antitoxin v. Wassermann	Gas-Ödem-Serum Gans, Op. Nr. 9
1. Rauschbrandbazillus Kitt	+	nicht geprüft	—	nicht geprüft	nicht geprüft
2. Stamm Berlin	+	+	—	+	—
3. Stamm Ficker	+	+	—	+	nicht geprüft
4. Stamm K. 1	—	—	+	—	—
5. Stamm K. 16 b	+	+	—	+	—

Endlich gelang es auch in den letzten Wochen, bei einem pathogenen Stamm K. 16 b der Gruppe des Bacillus putrificus Bienstock ein giftiges, thermolabiles Stoffwechselprodukt in Bouillonkulturen nachzuweisen. Dieser Stamm schwärzte Hirnbrei, verflüssigte Gelatine, brachte Milch zur Gerinnung und baute das Kasein weiter ab, er verflüssigte Pferdeserum unter Zersetzung des Eiweißes. Er ließ sich serologisch von den K. 1-Stämmen völlig abtrennen. Das von diesem Stamm hergestellte giftige Stoffwechselprodukt erwies sich als giftig, namentlich für Kaninchen, aber auch für Meerschweinchen und weiße Mäuse. 1 ccm dieses Toxins, intravenös gegeben, tötete ein Meerschweinchen von 300 g in 8 Stunden, 0,5 ccm in 36 Stunden. Die Tiere zeigen Störungen des Allgemeinbefindens, anfängliche Temperatursteigerung, die von einem fortschreitenden Temperaturabfall gefolgt ist. Der Tod erfolgt unter kurzen allgemeinen Krämpfen, nachdem vorher bereits eine Parese der Extremitäten aufgetreten ist. Bei der Sektion findet sich in der Bauchhöhle ein leukozyten- und erythrozytenhaltiges hämolytisches Exsudat, die Leber ist hyperämisch, ebenso die Nebennieren und die Nieren. Die Milz ist leicht geschwollen. In der Brusthöhle und im Herzbeutel ist ein gleiches Exsudat wie in der Bauchhöhle zu beobachten. Von einem antitoxischen Pferdeserum dieses Stammes wurde das Toxin dem Gesetz der Multipla entsprechend neutralisiert.

Versuch 4.

Maus 1. 0,1 ccm Toxin Stamm K. 16b + 0,1 ccm Antitoxin K. 16b intraperitoneal; lebt.

Maus 2. 0,5 ccm Toxin Stamm K. 16b +·0,5 ccm Antitoxin K. 16b intraperitoneal; lebt.

Maus 3. 0,1 ccm Toxin Stamm K. 16b + 0,5 ccm normales Pferdeserum intraperitoneal; † nach 30 Stunden.

Maus 4. 0,5 ccm Toxin Stamm K. 16b 1 Stunde bei 60° intraperitoneal; lebt.

Es wurde nun weiter geprüft, ob dieses Toxin von anderen Antitoxinen der Gas-Ödem-Bazillen beeinflußt würde. Dafür standen zur Verfügung ein antitoxisches Rauschbrandserum 11 der Höchster Farbwerke, das bakterizid-antitoxische Gas-Ödem-Serum Höchst (Op. Nr. 3), das bakterizid-antitoxische Goldfuchsserum v. Wassermann und das Antitoxin der K. 1-Stämme. Wie der folgende Versuch 5 zeigt, wird dieses Toxin K. 16b von dem antitoxischen Rauschbrandserum 11, dem Goldfuchsserum v. Wassermann und dem Gas-Ödem-Serum Höchst (Op. Nr. 3) beeinflußt.

Versuch 5.

Maus 1. 0,1 ccm Toxin Stamm K. 16b + 0,01 ccm Rauschbrandserum 11 intraperitoneal; lebt.

Maus 2. 0,1 ccm Toxin Stamm K. 16b + 0,1 ccm Goldfuchsserum intraperitoneal; lebt.

Maus 3. 0,1 ccm Toxin Stamm K. 16b + 0,1 ccm Gas-Ödem-Serum Höchst intraperitoneal; lebt.

Maus 4. 0,1 ccm Toxin Stamm K. 16b + 0,1 ccm Antitoxin K. 1 intraperitoneal; † nach 28 Stunden.

Maus 5. 0,1 ccm Toxin Stamm K. 16b intraperitoneal; † nach 31 Stunden.

Es ergab sich also die interessante Tatsache, daß ein putrifizierender Gas-Ödem-Bazillenstamm K. 16b in Bouillonkulturen ein Gift bildet, das von dem Gas-Ödem-Serum Höchst (Op. Nr. 3) und von dem Antitoxin nicht putrifizierender Gas-Ödem-Bazillenstämme, Stamm Ficker und Stamm Berlin neutralisiert wird, während das Antitoxin der putrifizierenden K. 1-Stämme keine Einwirkung auf das Toxin K. 16b aufwies. Es wird den Gegenstand weiterer Untersuchungen bilden müssen, ob wir auf Grund dieser festgestellten Tatsachen unter Berücksichtigung des toxikologisch-serologischen Verhaltens der Gas-Ödembazillen zu einer anderen Auffassung ihrer Gruppierung kommen werden, oder ob ihre bisherige Einteilung beizubehalten sein wird.

Des weiteren sind von Herrn Geheimrat Ficker im Kaiser Wilhelms-Institut für experimentelle Therapie Versuche zur Darstellung von Toxinen der Gas-Ödem-Erreger ausgeführt worden. Nähere Mitteilungen liegen vorläufig nur über das Toxin seiner als Bacillus oedematis maligni bezeichneten Anaerobenstämme vor, die mit dem von Pfeiffer und Bessau beschriebenen Ödembazillus identisch sein sollen. Das in 2 proz. Traubenzuckerbouillonkulturen unter Paraffinüberschichtung und Schlemmkreidezusatz hergestellte Toxin erwies sich als thermolabil. Es tötete nach Fickers Angaben bei intravenöser Einverleibung Mäuse von 15 g in der Dosis von 0,005 ccm. Es wurde von dem Serum eines mit Vollkulturen vorbehandelten Pferdes dem Gesetze der Multipla folgend abgesättigt, und zwar wurde $1/10$ ccm Toxin von $1/20$ ccm dieses Goldfuchsserums neutralisiert. Dank dem Entgegenkommen von Herrn Geheimrat Ficker waren wir in der Lage, einen dieser Originalstämme seines Bacillus oedematis maligni mit unserem zur Herstellung des Gas-Ödem-Serums Höchst benutzten Stammmaterial von Gas-Ödem-Bazillen zu vergleichen. Nach dem Ergebnis dieser vergleichenden, morphologischen, kulturellen, serologischen und pathogenen Untersuchungen halten wir den Stamm Bac. oedematis maligni I Ficker im Einklang mit Pfeiffer-Bessau und Ficker für zugehörig zu der Gruppe der „Nicht-Fäulniserreger" (pathogenen Formen der beweglichen Butyrikus-Gruppe), die wir bei der von uns zur Herstellung des Gas-Ödem-Serums Höchst vorgenommenen vorläufigen Differenzierung unseres Stammmaterials als Gruppe des „Rauschbrandes"[1]) bezeichneten. In diese Gruppe reihten wir die Stämme ein, die in ihrem chemischen Verhalten dem Rauschbrandbazillus nahestehen und von einem Rauschbrandserum der Höchster Farbwerke, das nach dortiger Angabe durch Immunisierung von Pferden mit einem tierischen Rauschbrandbazillenstamm hergestellt worden war, beeinflußt wurden. Dieser Gruppe teilten wir auch jene Stämme zu, die nach den vorliegenden Literaturangaben für dem Ghon-Sachsschen Ödembazillus nahestehende Formen gehalten werden müssen, wie z. B. den von Aschoff und seinen Mitarbeitern beschriebenen Bazillus und den von Pfeiffer und Bessau angegebenen Ödembazillus. Alle diese Bakterien sind wie der Rauschbrandbazillus „Nicht-Fäulniserreger" und zeigen untereinander in ihren morphologischen, kulturellen und pathogenen Merkmalen, wie das die folgende Aufstellung ergibt, eine weitgehende Verwandtschaft. Dabei lassen wir es vorläufig dahin gestellt, mangels vergleichender Untersuchungen mit dem Originalstamm, ob der Ghon-Sachssche Bazillus als eine besondere Art oder nur als eine Varietät

---

1) Veröffentl. a. d. Gebiete d. Mil.-San.-Wesens. H. 68.

des Rauschbrandbazillus aufgefaßt werden muß, zumal wir auf Grund unserer einschlägigen Untersuchungen in der von Pfeiffer und Bessau geäußerten Vermutung eine Bestätigung unserer Anschauung sehen müssen, daß die als Rauschbrand beschriebene Erkrankung des Rindes höchstwahrscheinlich ebenso wie die menschliche Gas-Ödem-Erkrankung keine einheitliche Ätiologie besitzt und daß beide Erkrankungen zum Teil auch durch die gleichen Erreger bedingt sind.

Morphologie und Wachstum in	Ghon-Sachsscher Bazillus nach Angaben der Autoren	Ghon-Sachsscher Bazillus nach den Angaben von v. Hibler	Ghon-Sachsscher Bazillus nach den Angaben von Köves	Vogesenstamm Aschoff und Mitarbeiter	Bac. oedemat. maligni nach Angaben von Pfeiffer-Bessau	Bac. oedemat. maligni I Ficker nach eigener Prüfung
Gramfärbung	labil	—	labil	labil	labil	labil
Fadenbildung	+	+	+	+	+	+
Sporen	+	+	+	+	+	+
Hirnbrei	—	unverändert, Reaktion sauer	unverändert, Reaktion sauer	unverändert, Reaktion sauer	unverändert, Reaktion sauer	unverändert, Reaktion sauer
Koag. Serum, Stichkultur	Gasbildung	Gasbildung	—	Gasbildung	Gasbildung, Verflüssigung verschiedenen Grades	Gasbildung, teilweise Verflüssigung
Milch	Gerinnung, häufig sehr spät eintretend	Gerinnung, häufig später einsetzend	teils Gerinnung, teils unverändert	Gerinnung, häufig später eintretend	—	Gerinnung, zuweil. später eintretend
Gelatine	Verflüssigung	Verflüssigung	—	meist Verflüssigung	—	Verflüssigung
Rotbergeragar	Reduktion	—	—	—	—	Reduktion
Pathogenität	Kaninchen intravenös, Meerschweinchen	Kaninchen, Meerschweinchen	Kaninchen intravenös, Meerschweinchen	Kaninchen, Meerschweinchen	Kaninchen intravenös, Meerschweinchen	Kaninchen intravenös, Meerschweinchen

Dieser Gruppe stellten wir als Putrifikusgruppe die Fäulniserreger gegenüber, d. h. die Stämme, die in ihrem chemischen Verhalten dem Bacillus putrificus Bienstock verwandt sind und von einem Putrifikusserum beeinflußt wurden. Als serologisch differente Arten konnten wir bisher nur die Gruppe des Welch-Fränkelschen Gasbrandbazillus und die Gruppe der K. 1-Stämme abtrennen. Mit letzteren Stämmen, die alle Charakteristika eines Fäulniserregers, wie sie von v. Hibler für den Kochschen malignen Ödembazillus angegeben werden, aufweisen, wurden die Toxinversuche durchgeführt, über die im vorstehenden und in der Münch. med. Wochenschr., 1917, Nr. 48, berichtet worden ist.

Es interessierte nun weiter die Frage, ob der von Ficker als Bacillus oedematis maligni bezeichnete Stamm, wie das nach seinem morphologischen, kulturellen und pathogenen Verhalten zu erwarten

16 F. Klose,

stand, von dem Gas-Ödem-Serum Höchst beeinflußt wird oder ob er eine neue, bisher von uns bei der Serumdarstellung nicht berücksichtigte Anaerobenart darstellt.

Wie schon aus den agglutinatorischen Untersuchungen von Pfeiffer und Bessau hervorgeht, die mit dem Gas-Ödem-Serum Höchst Op. Nr. 6 ihre Ödemstämme prüften, mit denen der Fickersche Ödemstamm identisch sein soll, ist für diese Stämme in dem antibakteriellen Gas-Ödem-Serum Höchst eine wirksame Quote vorhanden, da vier von ihren Stämmen von diesem Serum agglutiniert wurden. Das bestätigte auch die von uns vorgenommene Prüfung des Ödemstammes I Ficker im Agglutinations- und Tierversuch gegenüber dem Gas-Ödem-Serum Höchst. Ein mit einem tierischen Rauschbrandbazillenstamm hergestelltes agglutinierendes Serum agglutinierte ebenso wie ein mit einem aus menschlicher Erkrankung gezüchteten Gas-Ödem-Bazillenstamm der Rauschbrandgruppe hergestelltes agglutinierendes Serum 1301 den Ödemstamm I Ficker bis zu der Verdünnung 1 : 800. Ferner schützte 0,1 ccm Gas-Ödem-Serum Höchst (Op. Nr. 3) Meerschweinchen im Mischungsversuch mit 0,3 ccm virulenter Bouillonkultur bei subkutaner Injektion vor jeglicher Erkrankung.

Versuch 6[1]).

Meerschweinchen 1. 0,3 ccm 24 stünd. Bouillonkultur Ödemstamm Ficker I gemischt mit 0,3 ccm Gas-Ödem-Serum Höchst (Op. Nr. 3) subkutan am Bauch; keinerlei Krankheitserscheinungen.

Meerschweinchen 2. 0,3 ccm 24 stünd. Bouillonkultur Ödemstamm Ficker I gemischt mit 0,1 ccm Gas-Ödem-Serum Höchst (Op. Nr. 3) subkutan am Bauch; keinerlei Krankheitserscheinungen.

Meerschweinchen 3. 0,3 ccm 24 stünd. Bouillonkultur Ödemstamm Ficker I gemischt mit 0,3 ccm normalem Pferdeserum subkutan am Bauch; † nach 20 Stunden.

Es wurde nun weiter geprüft, wie sich das Toxin des Fickerschen Ödemstammes gegenüber antitoxischen Sera von Gas-Ödem-Bazillen verhält.

Das von uns in Bouillonkulturen hergestellte Toxin des Fickerschen Ödemstammes I erwies sich als thermolabil. Es tötete bei intravenöser Verabreichung von 1 ccm Meerschweinchen von 300 g in 5 Stunden, von 0,5 ccm in 40 Stunden; für weiße Mäuse wurde als intraperitoneal tödliche Dosis 0,05 ccm für 15 g ermittelt. Die Tiere zeigten bei Lebzeiten eine rasch zunehmende Störung des Allgemeinbefindens, eine mäßige Beeinträchtigung der Atmung, eine Beschleunigung der Herztätigkeit sowie einen zunehmenden Temperaturabfall und zuweilen Paresen der Extremitäten, die auch Pfeiffer und

---

1) In allen Versuchen wurde die Einspritzung nach Mischung des Serums und Auffüllung auf gleiches Flüssigkeitsvolumen vorgenommen.

Bessau bei der Immunisierung von Kaninchen beobachteten. Der Tod erfolgte unter kurzen allgemeinen Krämpfen, die häufig schon sehr früh einsetzten. Bei der Sektion fanden sich in der Bauchhöhle einige Kubikzentimeter deutlich rötlicher Flüssigkeit, eine Rötung des Netzes und der Nebennieren sowie eine Hyperämie der Nieren und Leber. Die Pleurahöhle enthielt wenig leicht rötliche Flüssigkeit. Die Lungen zeigten bei längerer Erkrankung Hämorrhagien. Die Exsudate in der Brust- und Bauchhöhle sind bei der Verwendung des Toxins Ficker weit geringer, als die durch das Toxin K. 1 erzeugten, auch sind letztere stets fast völlig wasserklar, im Gegensatz zu den häufig einen roten Farbenton aufweisenden Exsudaten der mit dem Toxin Ficker behandelten Versuchstiere. Bei intravenöser Einverleibung höherer Toxindosen erhielten wir auch den von Ficker beobachteten akuten Tod, den wir bei Anwendung des gleichen Vielfachen unseres K. 1-Toxins bisher nicht beobachten konnten.

Weiter wurde untersucht, ob das Fickersche Toxin von dem Gas-Ödem-Serum Höchst (Op. Nr. 3) beeinflußt wird, dem bewußt eine antitoxische Quote für die Höchster Rauschbrandgruppe gegeben worden war. Daß dies tatsächlich der Fall ist und daß die Absättigung dem Gesetze der Multipla folgt, ergeben Versuch 7 und 8. Demnach sind diese Stämme auch schon von uns als Erreger der menschlichen Gas-Ödem-Erkrankung beobachtet und bei der Herstellung des Gas-Ödem-Serums Höchst gebührend berücksichtigt worden.

Versuch 7.

Meerschweinchen 1. 1 ccm Toxin Stamm Ficker + 0,5 ccm Gas-Ödem-Serum Höchst (Op. Nr. 3) intravenös; lebt.

Meerschweinchen 2. 1 ccm Toxin Stamm Ficker + 0,3 ccm Gas-Ödem-Serum Höchst (Op. Nr. 3) intravenös; lebt.

Meerschweinchen 3. 1 ccm Toxin Stamm Ficker + 0,1 ccm[1]) Gas-Ödem-Serum Höchst (Op. Nr. 3) intravenös; lebt.

Meerschweinchen 4. 1 ccm Toxin Stamm Ficker + 1 ccm normales Pferdeserum intravenös; † nach 5 Stunden.

Versuch 8.

Meerschweinchen 1. 1 ccm Toxin Stamm Ficker + 0,1 ccm Gas-Ödem-Serum Höchst (Op. Nr. 3) intravenös; lebt.

Meerschweinchen 2. 2 ccm Toxin Stamm Ficker + 0,2 ccm Gas-Ödem-Serum Höchst (Op. Nr. 3) intravenös; lebt.

Meerschweinchen 3. 3 ccm Toxin Stamm Ficker + 0,3 ccm Gas-Ödem-Serum Höchst (Op. Nr. 3) intravenös; lebt.

Meerschweinchen 4. 5 ccm Toxin Stamm Ficker + 0,5 ccm Gas-Ödem-Serum Höchst (Op. Nr. 3) intravenös; lebt.

Meerschweinchen 5. 1 ccm Toxin Stamm Ficker + 1 ccm normales Pferdeserum intravenös; † nach 6 Stunden.

---

1) Nicht weiter ausgewertet.

Das Rauschbrandserum Höchst 11 sättigte nun weiter auch in der Dosis von 0,01 ccm 1 ccm Toxin des Ödemstammes I Ficker ab, während das Antitoxin der K. 1-Stämme auf dieses Toxin keinerlei Einwirkung zeigte.

Versuch 9.

Meerschweinchen 1. 1 ccm Toxin Stamm Ficker + 0,01 ccm Rauschbrandserum 11 intravenös; lebt.

Meerschweinchen 2. 3 ccm Toxin Stamm Ficker + 0,03 ccm Rauschbrandserum 11 intravenös; lebt.

Meerschweinchen 3. 1 ccm Toxin Stamm Ficker + 0,5 ccm Antitoxin K. 1 (Ser. Kan. 44) intravenös; † nach 6 Stunden.

Meerschweinchen 4. 1 ccm Toxin Stamm Ficker + 0,1 ccm normales Pferdeserum intravenös; † nach $6^1/_2$ Stunden.

Es konnte also gezeigt werden, daß der Stamm Bac. oedematis maligni I Ficker von dem Gas-Ödem-Serum Höchst (Op. Nr. 3) im Mischungsversuch mit virulenter Kultur beeinflußt wird. Er wird nach seinem morphologischen, kulturellen, serologischen und pathogenen Verhalten für identisch gehalten mit Gas-Ödem-Bazillenstämmen, die von Aschoff und seinen Mitarbeitern als eine dem Ghon-Sachsschen Ödembazillus nahestehende Anaerobenart beschrieben wurden und die wir bei unserer vorläufigen Differenzierung nach ihrem chemischen und serologischen Verhalten der Rauschbrandgruppe zugeteilt haben. Es gelang, das von Ficker in Traubenzuckerbouillon hergestellte Toxin dieser Stämme auch in unter Wasserstoff gezüchteten Bouillonkulturen nachzuweisen. Dieses Toxin wurde von dem Gas-Ödem-Höchst (Op. Nr. 3) und von einem Rauschbrandserum 11 der Höchster Farbwerke typisch dem Gesetze der Multipla entsprechend beeinflußt. Letzteres Serum, das nach Angaben der Erzeuger mit einem tierischen Rauschbrandbazillenstamme hergestellt worden war, neutralisierte dementsprechend auch das Toxin eines von uns zur Rauschbrandgruppe gerechneten Gas-Ödem-Bazillenstammes „Berlin". Dagegen zeigte das antitoxische Serum der K. 1-Stämme keine Einwirkung auf das Toxin Ficker und das Toxin Stamm „Berlin".

Versuche, von weiteren Typen der Gas-Ödem-Bazillen Toxine herzustellen, um möglichst stark giftbildende Stämme herauszufinden, sind in die Wege geleitet. Ebenso ist mit der Immunisierung von Pferden mit den bisher dargestellten Toxinen begonnen worden, so daß sich dann die Möglichkeit bieten wird, auch auf Grund des toxikologisch-serologischen Verhaltens der einzelnen Typen eine Gruppierung vornehmen zu können.

Solange wir nicht auch diese Art der Differenzierung mit heranziehen können, durch deren Anwendung vielleicht eine veränderte Auffassung von der Natur der einzelnen Stämme sich ergeben kann, glauben wir an dem von uns bereits im Frühjahr 1917 vorgelegten Schema der Einteilung der Gas-Ödem-Bazillenstämme als einem Arbeitsschema festhalten zu sollen, ohne welches eine Verständigung in der ungemein verwirrten Nomenklatur der hier in Betracht kommenden Anaeroben nicht möglich ist. Ich möchte dabei aber ausdrücklich betonen, daß sich diese Einteilung nicht nur auf chemisch-biologische Unterschiede stützt, die an sich allein vielleicht keine sichere Abgrenzung zulassen, sondern daß auch serologische Methoden und der Tierversuch zur Differenzierung in ausgedehntem Masse mit herangezogen wurden, wobei wir feststellen konnten, daß von den nicht putrifizierenden Arten nur der Welch-Fränkelsche Gasbrandbazillus von einem bakterizid-antitoxischen tierischen Rauschbrandserum der Höchster Farbwerke nicht beeinflußt wurde[1]).

Nachdem nunmehr also von verschiedenen Seiten die Darstellung von Toxinen der Gas-Odem-Erreger in Kulturen und die Herstellung entsprechender Antitoxine gelungen ist, wird es möglich sein, eine geeignete Prüfungsmethode auszuarbeiten und bei dem bisher zur Anwendung kommenden Gas-Ödem-Serum Höchst unter Beibehaltung seiner Polyvalenz die neben der bakteriziden Quote vorhandene antitoxische für die toxinbildenden Gas-Ödem-Bazillenstämme unter Aufnahme einer Quote für die K. 1-Stämme noch zu erhöhen und damit voraussichtlich auch seine Wirksamkeit nach der therapeutischen Seite hin zu steigern. Von der Verwendung eines rein antitoxischen Serums

---

1) Da das Toxin des Fickerschen malignen Ödembazillus nach persönlicher Mitteilung des Herrn Geheimrat v. Wassermann tatsächlich durch das Rauschbrandantitoxin von Graßberger und Schattenfroh nicht beeinflußt wird, wohl aber das Antitoxin des K. 1-Stammes, so geht daraus hervor, daß der „tierische Rauschbrandstamm" von Graßberger und Schattenfroh verschieden gewesen sein muß von dem „tierischen Rauschbrandstamm" Kitts und Foths, deren Toxine vom Höchster Rauschbrandserum beeinflußt werden. Ersterer muß zur Putrifikusgruppe verwandtschaftliche Beziehungen gehabt haben, letztere zur beweglichen Butyrikusgruppe. Daraus muß man folgern, daß beim tierischen Rauschbrand ebenso wie beim malignen Ödem der Pferde verschiedene Erreger eine Rolle spielen, daß also auch hier eine ähnliche Mannigfaltigkeit wie bei dem menschlichen Gasödem besteht. Obige serologische Erfahrungen sprechen nur noch mehr für die Richtigkeit der von uns im Frühling 1917 vorgeschlagenen Einteilung der Gasödembazillen:

    a) in die pathogenen Formen der unbeweglichen Butyrikusgruppe (Welch-Fränkelscher Bazillus).

    b) in die pathogenen Formen der beweglichen Butyrikusgruppe (Rauschbrand Höchst; unsere sog. menschlichen Rauschbrandstämme [Stamm Colmar], Stamm Berlin, Stamm Ficker, Stamm Pfeiffer und Bessau);

    c) in die pathogenen Formen der Putrifikusgruppe (Stamm K. 1 Klose, Stamm K. 16 b).

zu Schutz- und Heilzwecken dürfte abzusehen sein, wenn man sich einmal vergegenwärtigt, daß im Gegensatz zu dem Wundstarrkrampf und zu der Diphtherie die Bakterien beim Gasödem am Ort der Erkrankung nicht lokal begrenzt bleiben, sondern eine ausgesprochene Neigung zu schneller Fortwucherung im Wundgewebe zeigen. Andererseits darf bei Entscheidung dieser Frage nicht übersehen werden, daß die in Betracht kommenden Bakterien chemisch außerordentlich aktiv sind und höchstwahrscheinlich vor allem durch Abbau des menschlichen Eiweißes Spaltungsprodukte zu bilden vermögen, die den von Schmiedeberg studierten Eiweißgiften nahestehen. Diese Gifte könnten also nach wie vor ihre deletäre Wirksamkeit auf den Organismus entfalten, selbst wenn es gelingt, mit einem hochwertigen Antitoxin die bakteriogenen Toxine zu neutralisieren und unschädlich zu machen. Auch dies mahnt dazu, eine bakterizide, auf die Bazillen selbst einwirkende Quote im Serumpräparat beizubehalten. Dazu kommen die Erfahrungen, die mit dem rein antitoxischen Rauschbrandserum vorliegen und die ergeben haben, daß mit diesem Serum prophylaktisch behandelte Tiere vor einer nachfolgenden Infektion nicht geschützt waren. Dagegen eröffnet für die Therapie dieses verstärkt bakterizid-antitoxische Serum, wie Versuche zeigen, bei rechtzeitiger Verabreichung gute Aussichten, so daß das neue Serumpräparat hoffentlich einen weiteren Rückgang der Morbidität und Mortalität an dieser furchtbaren Kriegsinfektionskrankheit bringen wird.

II.

Serotherapeutische Versuche bei Gasbrand.

Von

Oberstabsarzt d. R. Prof. Dr. Kolle[1],

Geh. Med.-Rat und Direktor des Institutes für experimentelle Therapie in Frankfurt a. M.

Obwohl das Gasbrandserum kaum sehr starke antiinfektiöse (auf komplementbindenden, bakteriziden oder bakteriotropen Stoffen beruhende) Wirkungen entfaltet, und obgleich auch der Gehalt an echten, durch die Immunisierung mit lebenden Bakterien gewonnenen Antitoxinen, falls letztere für die Neutralisierung der von einer gewissen Gruppe der Gasbrandbazillen im Tierkörper erzeugten Gifte überhaupt in Frage kommen, kein sehr hoher sein kann, wurden Versuche nach der therapeutischen Seite trotzdem in größerem Umfange auf Grund folgender Erwägungen aufgenommen. Es wurde hier einmal von der Beobachtung ausgegangen, daß bei prophylaktischer Anwendung sowohl, wie im Mischungsversuch das Gasbrandserum in mehr oder weniger großen Dosen Schutzwirkungen entfaltet, die indessen, weil sie auch dem Normalserum, wenn auch in schwächerem Maße, bis zu einem gewissen Grade innewohnen, nicht allein nur spezifischer Natur sein können. Andererseits lagen einzelne Mitteilungen über eine unzweifelhafte therapeutische Wirkung großer Dosen des Gasbrandserums beim Menschen, vor allem von französischen Autoren, vor. Besonders aber waren Erfahrungen an Pferden während der Immunisierung gemacht, die in verschiedenen Seruminstituten (Höchster Farbwerke, Pharmazeutisches Institut Gans, Sächsisches Serumwerk) zu dem gleichen Resultat geführt hatten: es gelingt durch große Dosen des Gasödemserums den (infolge Hineingelangens großer Mengen von Kultur in das Unterhautzellgewebe bei noch nicht völlig immunisierten Tieren) ausgebrochenen Gasbrand bei Pferden sehr häufig zur Heilung zu bringen oder am letalen Fortschreiten zu verhindern. Es lag deshalb, zumal unter Berücksichtigung der ermutigenden von

---

1) Nach gemeinsam mit Prof. Dr. Sachs und Dr. Georgi angestellten Versuchen, deren ausführliche Mitteilung in der Deutschen med. Wochenschr. 1918 erfolgt.

Klose in Meerschweinchenversuchen erhobenen Befunde, nahe, die Heilwirkung des Gasödemserums in großen Dosen unter Heranziehung von Normalserum zur Kontrolle bei infizierten und an Gasödem erkrankten Meerschweinchen zu studieren, um auf diese Weise sichere Anhaltspunkte für eine therapeutische Verwendung des Serums beim Menschen zu gewinnen. Gleichzeitig konnte so Aufklärung über die Art der Heilwirkung unter verschiedenartig gestalteten Versuchsbedingungen erwartet werden.

Die Versuche wurden angestellt mit multivalenten Gasödemseris, die zugleich zur Prüfung auf Schutzwikung benutzt worden waren und zur Kontrolle mit einigen anderen Serumpräparaten. Die Kulturen waren zum Teil durch Tierpassagen mit zwischengeschalteten Züchtungen auf Bouillon bzw. in Muskelstückchenbouillon zu höherer Virulenz für Meerschweinchen gebracht. Es konnte hierbei die Beobachtung gemacht werden, daß die Anpassungsfähigkeit auch der von vorneherein für Meerschweinchen wenig virulenten Stämme an diese Tierart bei manchen Kulturen eine außerordentlich große ist. Schon nach wenigen Tierpassagen hebt sich die Virulenz zuweilen um das 5—10- oder mehrfache. Einige Stämme, die in Dosen von 5 ccm einer 48 stündigen Kultur nur lokale Krankheitserscheinungen bei Meerschweinchen hervorriefen, töteten Meerschweinchen nach 9 Passagen in der Menge von 0,2 ccm 48 stündiger Kultur in 24 Stunden. Derartige Anpassungserscheinungen, die sich in Virulenzerhöhung bei Tierpassagen äußern, sind von den biologischen Studien ja geläufig. Aber die unerwartet rasche Erzielung solcher verhältnismäßig hochvirulenten Stämme durch Übertragung der Bakterien von Tier zu Tier aus wenig pathogenen legt Zeugnis für die starke Variationsfähigkeit der Anaerobier dieser Gruppe ab und gibt damit gewisse Hinweise für die Entstehung des menschlichen Gasbrandes.

Die Einverleibung des antiinfektiösen Serums geschah in wechselnden Zeiträumen bis zu 5—6 Stunden nach subkutaner Einspritzung der Kultur in das Unterhautzellgewebe einer Bauchseite. Zu dieser Zeit waren bei allen Tieren mehr oder weniger lokale Krankheitserscheinungen vorhanden, vor allem Ödem und häufig schon Gasbildung. Die Einverleibung des Serums geschah meist subkutan, zuweilen intraperitoneal. Dabei wurden die Dosen der infizierenden Kultur verschieden gewählt, jedoch mindestens mit solchen Dosen gearbeitet, die die Kontrollen absolut sicher, meist in 24 Stunden, töteten; aber auch das 2, 3 und 4 fache der tödlichen Dosis wurde hier angewandt.

Die therapeutische Wirkung gegenüber einer sicher tödlichen Infektion mit Bazillen des Rauschbrandtypus zeigt zunächst folgendes Versuchsbeispiel.

Die mit Rauschbrandkultur infizierten Meerschweinchen erhalten ³/₄—1—2—3 Stunden nach der Infektion je 5 ccm

     a) Gasbrandserum H. 21,

     b) Gasbrandserum G.

Das Ergebnis zeigt Tabelle 1[1]).

---

[1]) Auch in dieser und den folgenden Tabellen bedeuten: 0 = überlebt; +₁, +₂, +₃ . . . = tot nach 1, 2, 3 . . . Tagen.

Tabelle 1.

Zeit der Serum-injektion nach der Infektion. Stunden.	Verhalten der Meerschweinchen nach therapeutischer Injektion von 5 ccm Gasbrandserum.	
	a) Gasbrandserum H. 21	b) Gasbrandserum G.
$^3/_4$	0	0
1	0	$+_1$
2	0	$+_1$
3	0	0
Kontrollen (ohne Serum)	$+_1$	$+_1$

Die therapeutische Wirkung des Serums selbst nach 3 Stunden ist offensichtlich. Auffallend ist nur der Umstand, daß das Serum G zwar nach $^3/_4$ und 3 Stunden wirksam war, nicht aber nach 1 und 2 Stunden. Ob in diesem paradoxen Verhalten eine Gesetzmäßigkeit gelegen ist, möchten wir nicht entscheiden, obwohl wir mehrmals gleichsinnigen Beobachtungen begegnet sind. Es wäre immerhin denkbar, daß gerade zu bestimmten Zeiten des Infektionsverlaufes eine begünstigende Wirkung des Serums als solchen bei gewissen Serumpräparaten besonders leicht zum Ausdruck käme.

Jedenfalls haben wir nach längerem Zeitintervall zwischen Infektion und Serumeinverleibung eher regelmäßiger verlaufende Versuchsreihen erhalten. Dabei konnten auch unspezifische Wirkungen des normalen Serums ausgeschaltet werden. Daß letztere tatsächlich vorhanden sind, zeigt das folgende Versuchsbeispiel.

Mit Rauschbrandkultur (sicher tödliche Dosis) infizierte Meerschweinchen erhielten

I. 1 Stunde,

II. 3 Stunden

nach der Infektion

    a) 5 ccm Gasbrandserum H. 21,

    b) 10 ccm normales Pferdeserum.

Das Ergebnis zeigt die Tabelle 2.

Tabelle 2.

	Verhalten der Meerschweinchen nach Infektion mit Rauschbrandkultur und folgender Seruminjektion nach	
	I. 1 Stunde	II. 3 Stunden
a) 5 ccm Gasbrandserum	0	0
b) 10 ccm Normalserum	0	0
Kontrollen (ohne Serum)	$+_1$	$+_1$

Es wirken also in diesem Falle 10 ccm Normalserum ebenso wie 5 ccm Gasbrandserum. Nach massiverer Infektion waren aber zuweilen geringere Mengen nichtspezifischen Serums wirksamer als größere.

Mit reichlich 2 tödlichen Dosen einer Rauschbrandkultur infizierte Meerschweinchen wurden

a) $2^{1}/_{2}$ Stunden,
b) 5 „

nach der Infektion mit verschiedenen Mengen von

I. Gasbrandserum H. 21,
II. Diphtherieserum

behandelt.

Das Ergebnis zeigt Tabelle 3.

Tabelle 3.

Mengen des Serums ccm	Verhalten der Meerschweinchen nach der Infektion mit Rauschbrandkultur und folgender Seruminjektion nach			
	a) $2^{1}/_{2}$ Stunden		b) 5 Stunden	
	I. Gasbrand-serum	II. Diphtherie-serum	I. Gasbrand-serum	II. Diphtherie-serum
0,5	0	—	0	—
1,0	0	—	0	—
3,0	—	0	—	0
5,0	0	$+_1$	0	$+_1$
10,0	—	$+_1$	—	$+_1$
0 (5 ccm Kochsalzlösung)	$+_1$	$+_1$	$+_1$	$+_1$

Bemerkenswert ist in diesem Versuche zunächst die geringe Menge (0,5 ccm) des Gasbrandserums, die sogar noch nach 5 Stunden zu einer Heilung führt. Das nichtspezifische Diphtherieserum hat sich in der Menge von 3 ccm zu gleicher Zeit wirksam erwiesen. Dagegen vermögen größere Mengen (5 und 10 ccm) des Diphtherieserums auch nach $2^{1}/_{2}$ Stunden nicht mehr zu retten. Man dürfte nicht fehlgehen, wenn man die Ursache hierfür in der infektionsbegünstigenden Wirkung des Serums als solchem erblickt. Bei grösseren Dosen überwiegt diese die Infektion verstärkende Quote, während bei geringeren Serummengen das therapeutisch wirksame Prinzip noch zur Geltung kommt. Dagegen tritt trotz der Begünstigung des Infektionsverlaufes bei großen Dosen des Gasbrandserums Heilung ein, weil offenbar die spezifischen Antikörper auch der durch das Serum verstärkten Infektion Herr werden. Allerdings ist das Verhältnis zwischen der therapeutischen Wirkung des normalen und des spezifischen Gasbrandserums keineswegs ein zahlenmäßig gesetzmäßiges gewesen, wie man es auch kaum erwarten kann. So zeigt das folgende Versuchsbeispiel einwandfreie Unterschiede.

Mit etwa $1^1/_2$ tödlichen Dosen einer Rauschbrandkultur infizierte Meerschweinchen erhalten 5 Stunden nach der Infektion verschiedene Mengen von

    A. Gasbrandserum H. 21,

    B. Gasbrandserum G,

    C. Normalem Pferdeserum.

Das Ergebnis zeigt Tabelle 4.

Tabelle 4.

Mengen des Serums ccm	Verhalten der Meerschweinchen nach Infektion mit Rauschbrandkultur und 5 Stunden später erfolgender Injektion von		
	A. Gasbrandserum H. 21	B. Gasbrandserum G	C. Normalserum
1,0	0	0	—
3,0	0	0	$+_1$
5,0	0	$+_2$	$+_1$
10,0	—	—	$+_1$

Auch gegenüber Vertretern des Welch-Fränkel-Typus haben wir therapeutische Wirkungen des Serums eintreten sehen, wie sie z. B. der folgende Versuch zeigt.

Mit Welch-Fränkel-Kultur (tödliche Dosis) infizierte Meerschweinchen erhielten 3 Stunden nach der Infektion

    A. Gasbrandserum H. 21,

    B. normales Pferdeserum,

    C. physiologische Kochsalzlösung.

Das Ergebnis zeigt Tabelle 5.

Tabelle 5.

Mengen des Serums ccm	Verhalten der Meerschweinchen nach Infektion mit Fränkel-Kultur und 3 Stunden später folgender Injektion von		
	A. Gasbrandserum H. 21	B. Normalserum	C. NaCl
0,5	0	—	—
1,0	0	—	—
2,0	0	0	—
4,0	0	0	$+_3$

Auch hier wirkt also das Normalserum in größeren Dosen (2—4 ccm), während das Gasbrandserum noch in der Menge von 0,5 ccm den tödlichen Ausgang verhindert. In anderen Versuchen trat die spezifisch-therapeutische Wirkung des Gasbrandserums auch bei Fränkelbazillen deutlich hervor, während das Normalserum keinen oder einen unregelmäßigen Einfluß ausübte.

Die regelmäßigsten Versuchsreihen bei therapeutischer Anwendung des Serums erhielten wir wiederum mit dem virulenten Rauschbrandstamm, der auch in den Mischungsversuchen zu den günstigsten Ergebnissen führte. Die leichte therapeutische Beeinflussung der Infektion mit dieser Kultur in der sicher tödlichen Dosis zeigt der folgende Versuch.

Die infizierten Meerschweinchen erhielten 4 Stunden nach der Infektion

A. Gasbrandserum H. 21,
B. Gasbrandserum G,
C. normales Pferdeserum,
D. physiologische Kochsalzlösung in verschiedenen Mengen (s. Tabelle 6).

Tabelle 6.

Mengen des Serums ccm	Verhalten der Meerschweinchen nach Infektion und 4 Stunden später folgender Injektion von			
	A. Gasbrandserum H. 21	B. Gasbrandserum G	C. Normal-Pferdeserum	D. Physiologischer Kochsalzlösung
0,5	0	0	$+_2$	—
1,5	0	0	$+_4$	—
5,0	0	0	$+_1$	$+_1$

Beide benutzten Gasbrandsera heilten also schon in der Menge von 0,5 ccm. Durch normales Pferdeserum ist keine Lebensrettung erzielt worden. Die unspezifische Wirkung äußerte sich hier nur in einer 1—3 tägigen Verzögerung des tödlichen Ausganges, die bei der größten Serummenge wiederum ausblieb.

Bei einem mehrfachen Multiplum der tödlichen Dosis waren die Unterschiede zwischen normalem und Gasbrandserum noch eklatanter. (Tabelle 7.)

Während das Gasbrandserum in der Menge von 2,0 den tödlichen Ausgang verhinderte, in der Menge von 1,0 noch eine Verzögerung des Krankheitsverlaufes bewirkte, war das Normalserum in den Mengen von 1,0—8,0 ohne jede Wirkung.

Tabelle 7.

Mengen des Serums ccm	Verhalten der Mehrschweinchen nach Infektion mit der 2—3fach tödlichen Dosis und 4¼ Stunden später folgender Injektion von	
	A. Gasbrandserum H. 21.	B. Normalem Pferdeserum
0,25	$+_1$	—
0,5	$+_1$	—
1,0	$+_2$	$+_1$
2,0	0	$+_1$
4,0	0	$+_1$
8,0	—	$+_1$

Wenn die Seruminjektion 3—4 Stunden nach der Infektion erfolgte, so gelang es bei Verwendung der gleichen Rauschbrandkultur noch gegenüber der 8fach tödlichen Dosis eine deutliche Wirkung zu erzielen. (Tabelle 8.)

Tabelle 8.

Zahl der tödlichen Dosen	Verhalten der Meerschweinchen nach Infektion und 4 Stunden später folgender Injektion von			
	1,5 ccm Gasbandserum H. 21	1,5 ccm Diphtherieserum	6 ccm Diphtherieserum	6 ccm 10 proz. NaCl
1	0	0	0	$+_1$
2	0	0	0	$+_1$
4	0	$+_1$	$+_2$	$+_1$
8	$+_5$	$+_1$	$+_1$	$+_1$

Wie die Tabelle zeigt, ist nach der Infektion mit der ein- bis zweifach tödlichen Dosis auch das Normalserum (Diphtherieserum) wirksam gewesen, während eine 10proz. Kochsalzlösung auch gegenüber der einfach tödlichen Dose ohne Wirkung ist. Bei der Infektion mit dem 4fachen Multiplum der tödlichen Dosis tritt die spezifische Wirkung des Gasbrandserums deutlich zutage. Sie machte sich auch gegenüber der 8fach tödlichen Dosis noch in einer nicht unerheblichen Verzögerung des Verlaufes, in einem anderen Versuch sogar in Lebensrettung geltend.

Schließlich sei noch ein Versuchsbeispiel angeführt, das die zeitlichen Grenzen der Serumwirkung nach der Infektion mit der mehr als 3fach tödlichen Dose der gleichen Kultur veranschaulicht. (Tabelle 9.)

Tabelle 9.

Zeit der Serum-injektion nach der Infektion Stunden	Verhalten der Meerschweinchen nach Infektion und zu verschiedenen Zeiten später folgender Injektion von			
	Gasbrandserum H. 21		Normalem Pferdeserum	
	1,5 ccm	3 ccm	1,5 ccm	3 ccm
2	0	$+_1$	$+_1$	$+_1$
4	0	0	$+_1$	$+_1$
6	0	$+_1$	$+_1$	$+_1$
10	$+_1$	$+_1$	$+_1$	$+_1$

Der Versuch zeigt zunächst einen absoluten Unterschied zwischen dem Gasbrandserum und dem normalen Pferdeserum, das hier überhaupt nicht wirkt. Regelmäßig verlaufen ist die Versuchsreihe bei Injektion von 1,5 ccm Gasbrandserum. Hier ist noch bei der 6 Stunden nach der Infektion erfolgenden Seruminjektion Rettung eingetreten, während das Serum 4 Stunden später, nach 10 Stunden, versagt hat. Das Verhalten der Tiere bei Darreichung von 3 ccm Gasbrandserum weist hingegen Unregelmäßigkeiten auf, für die vielleicht in der früher erörterten Möglichkeit des Zusammenwirkens von verschieden gerichteten Einflüssen größerer Serummengen ursächliche Momente gesucht werden dürfen.

Jedenfalls ergibt sich im allgemeinen ein recht regelmäßiger Verlauf der Versuchsreihen bei Injektion des Serums nach erfolgter Infektion, so daß die relativ starke Heilkraft des Gasbrandserums, verglichen mit Normalserum und Kontrollen deutlich zutage tritt. Geringe Unregelmäßigkeiten, die besonders bei Anwendung mehrfach tödlicher Dosen auftreten, sind wohl so zu erklären, daß im Zeitpunkt der Seruminjektion bei manchen Tieren bereits eine Überschwemmung des Körpers mit Bakterien bzw. giftigen Substanzen erfolgt ist. Dabei spielt offenbar auch die Empfänglichkeit der einzelnen Tiere gegenüber den Gasbranderregern eine Rolle und beeinflußt den Verlauf der Infektionen.

Besondere Beachtung verdient die verhältnismäßig starke Heilwirkung, die auch normales Pferdeserum auf die Gasödemerkrankung der Meerschweinchen unter geeigneten Versuchsbedingungen ausübt. Zum näheren Studium dieser Wirkung wurden auch andere Substanzen, wie 10proz. NaCl-Lösung, Bouillon, Nukleinsäure usw. bei Kontrollversuchen in den gleichen Mengen physiologischer Kochsalzlösung eingespritzt. Auch die im zweiten Teil zu erwähnenden, chemischen Substanzen, soweit sie therapeutisch geprüft wurden, können als Kontrollversuche zur Beurteilung der Serumversuche herangezogen werden. Es gelingt allerdings durch entsprechende Anordnung, namentlich wenn das Mehrfache der tödlichen Dosis zur Infektion benutzt ist, die zur Heilung notwendigen Mengen des normalen Serums deutlich von denjenigen Dosen quantitativ abzugrenzen, die von Gasödemserum zur Heilung ausreichen.

Die starke Wirkung des Normalserums, auf die ja schon bei den Mischungs- und prophylaktischen Versuchen hingewiesen ist, läßt nun gewisse Schlüsse auf die Art der Heilwirkung des Gasödemserums zu. Wir können annehmen, daß mehrere Komponenten im Gasödemserum vorhanden und therapeutisch wirksam sind. Die nicht spezifische ist auch im Normalserum vorhanden, die spezifische muß daneben im Gasödemserum angenommen werden und kann auf der Anwesenheit von antiinfektiösen Stoffen, Antitoxinen oder Antifermenten beruhen.

Es wird noch weiterer Untersuchungen bedürfen, welcher dieser spezifischen Komponenten die dominante Rolle bei der Wirkung des Gasödemserums zufällt. So lange aber die Frage nicht endgültig entschieden ist, ob bei der Entstehung des schweren Vergiftungsbildes, an dem nach Gasbrandinfektionen Menschen wie Tiere tödlich erkranken, neben spezifischen Toxinen, nach Art der von Ficker und Klose gefundenen, auch unspezifische Gifte beteiligt sind, sind gerade die Versuche mit Normalserum von Wichtigkeit. Die therapeutische Überlegenheit des Gasödemserums gegenüber dem Normalserum läßt sich allerdings im Tierversuch nachweisen und ist eine recht erhebliche. Die erhebliche Wirkung des Normalserums spricht dafür, daß es nicht sowohl spezifische Antitoxine des Gasbrandserums sind, die die im Tierkörper von den Gasbranderregern erzeugten Toxine entgiften, sondern daß vielleicht nichtspezifische im Tierkörper gebildete Fermente durch Antifermente beeinflußt werden, die auch schon im Normalserum vorhanden sind und durch die Immunisierung der Pferde mit Gasödembazillen noch weiter angereichert werden. Da bei einer ganzen Anzahl beweglicher und nichtbeweglicher Stämme Toxine oder Gifte in Kulturen auf verschiedenen Nährböden nicht nachgewiesen werden konnten, andererseits das Krankheitbild des Gasödems beim Menschen das einer ausgesprochenen Vergiftung ist, muß die Bildung von Giften in vivo bei erfolgreicher Infektion auch bei denjenigen Kulturen angenommen werden, bei denen der Nachweis in vitro bisher nicht erbracht ist. Diese Gifte würden mit den als histogenen bezeichneten in dem Sinne identisch sein, daß sie in vivo entstehen bei Zusammenwirken der lebenden Bakterien und Körperzellen bzw. dem wechselseitigen Einwirken ihrer fermentartigen Stoffwechselprodukte. Auch kann man daran denken, daß die Giftwirkungen in vivo zum Teil durch histogene in dem Ödem ohne unmittelbare Bakterienmitwirkung sich bildende Stoffe bedingt sind, die nach Art der Organextrakte wirken (vgl. Conradi und Bieling) und wie diese durch Normalserum beeinflußt werden könnten. Ebenso gut ist aber die Annahme, die durch weitere Versuche zu stützen sein wird, möglich, daß die Gasbrandbazillen in dem abgestorbenen bzw. durch sie nekrotisierten Muskelgewebe neben Toxinen fermentartige Gifte bilden.

Es wird Sache weiterer Untersuchungen sein, zu untersuchen, ob sich ein noch stärker entgiftend bzw. therapeutisch wirksames Serum durch Immunisierung mit Toxinen erzielen läßt. Voraussetzung wäre hier vor allen Dingen der einwandfreie Nachweis von Toxinen, die von Ficker und Klose bisher nur bei einzelnen Stämmen gefunden wurden, auch bei Rauschbrand- und Fränkeltypen, und die Möglichkeit, die Toxine konzentriert zur Immunisierung zu benutzen. Es wird sich dann zeigen, inwieweit das Gesetz der Multipla gilt und die Heilwirkung eines so vielleicht hoch antitoxisch hergestellten Serums sich gestaltet.

Eine weitere, noch zu klärende Frage ist die Prüfung, wie weit die Gifte der verschiedenen Typen und der zu ihnen gerechneten Stämme identisch sind.

Einstweilen wird die praktische Nutzanwendung der von uns im Tierversuch experimentell und exakt nachgewiesenen Heilwirkung des mit lebenden Gasbrandbazillen hergestellten Gasödemserums in großen Dosen für die Therapie des Gasbrandes bei Verwundeten das Wichtigste sein.

Theoretisch ist, wie aus diesen Betrachtungen hervorgeht, wichtig, daß das von uns geprüfte Gasödemserum, obgleich es kein stark antitoxisches ist, therapeutisch im Tierversuch annähernd ebenso gut wirkt, wie im prophylaktischen Versuch. Es liegt nahe, dem sich nach der Infektion entwickelnden, teleologisch als Abwehrmaßregel des Organismus aufzufassenden Ödem mit seinem starken Gehalt an eiweißhaltigen Entzündungsprodukten, Leukozyten und Fermenten eine Rolle beizumessen, die für die Wirkung des Serums ausschlaggebend ist. Beim Mischungs- und prophylaktischen Versuch fehlt das Ödem, und das Serum wird zum großen Teil durch die Bakterien direkt gebunden bzw. im Organismus verteilt, auch abgebaut, so daß die Neutralisierung oder Zerstörung der histogenen oder nicht spezifischen Fermente nicht erfolgt, und infolgedessen die Infektion ihren Fortgang nimmt.

Als praktisches Ergebnis der hier mitgeteilten Versuche ergibt sich die Folgerung, das Gasbrandserum, mehr als es bisher geschehen ist, therapeutisch bei Verwundeten, sobald der Gasbrand auftritt, anzuwenden und zwar durch Verabreichung großer Dosen von 150 bis 200 ccm, die in der Nähe der Infektionsstelle intravenös und subkutan, auf mehrere Körperstellen verteilt, zu injizieren sind.

Mit Rücksicht auf die naturgemäß durch die Verwendung kleinerer prophylaktischer Dosen bestehende Unzuverlässigkeit in der Schutzwirkung des Gasbrandserums wird es sich empfehlen, das Gasbrandserum, anstatt es allen Verwundeten als Schutzserum zu injizieren, in Zukunft in der oben angegebenen Weise nur bei ausgebrochenem Gasbrand und zwar so früh als möglich, therapeutisch in der Menge von 200 ccm zu verwenden. Die Zahl der Gasbrandfälle ist stets eine relativ begrenzte, auch da, wo schwere Verletzungen vorliegen und eine chirurgische sachgemäße Behandlung der Wunden nicht immer frühzeitig oder bald nach der Verletzung stattfinden kann. Gerade aus diesem Grunde werden relativ viele Dosen des Serums zur Schutzimpfung unnötig verbraucht, nämlich bei solchen Verwundeten, bei denen die Gasbrandinfektion nicht erfolgte. Für therapeutische Zwecke ist aber, soweit wir darüber Einzelheiten erfahren haben, nicht immer die auf Grund der Tierversuche zu empfehlende frühzeitige therapeutische Anwendung großer Dosen des Gasbrandserums benutzt worden, dessen unerwartet hoher Wert als Heilmittel im Tierversuch durch unsere Untersuchungen einwandfrei nachgewiesen sein dürfte, also unter Bedingungen, die bei dem regelmäßig raschen Verlauf des experimentellen Gasbrands der Meerschweinchen wahrscheinlich meist ungünstiger liegen als bei der menschlichen Wundinfektion.

III.

Ergebnisse biologischer Prüfungen von Gasbrand-kulturen.[1]

Von

Oberstabsarzt d. R. Prof. Dr. Kolle,

Geh. Med.-Rat und Direktor des Institutes für experimentelle Therapie in Frankfurt a. M.

Biologische Untersuchungen müssen von Reinkulturen ausgehen. Die Gewinnung sicherer Reinkulturen muß der Ausgangspunkt aller Studien sein.

Es war zunächst unser Bestreben, Einzellenkulturen mit Hilfe des Burrischen Verfahrens herzustellen. Diese oft wiederholten Versuche sind aber gescheitert. Die Schwierigkeit besteht vor allen Dingen darin, daß die nicht sporentragenden Individuen häufig abgestorben sind: die Sporen lassen sich aber viel schwerer isolieren und keimen nicht mehr aus. Bei der Überimpfung der Gasbrandbazillen in frische Nährböden reicht die Übertragung weniger Keime oder eines einzelnen Bazillus meist nicht aus. So verlockend es daher theoretisch ist, die Einzellenkultur zur Gewinnung sicherer Reinkulturen der Gasbrandbazillen zu benutzen, so wenig hat dieses Verfahren praktische Erfolge gehabt. Wie sich im Verlauf unserer Untersuchungen herausgestellt hat, ist es auch mit Hilfe der gegebenfalls 2—3—4 mal wiederholten Züchtung aus einzelnen Kolonien, die jedesmal mikroskopisch und kulturell kontrolliert werden, möglich, sichere Reinkulturen zu gewinnen.

Mit Hilfe dieser Methode sind aus den etwa 150 zu unseren Untersuchungen herangezogenen Kulturen Reinkulturen von einzelnen Kolonien, (im folgenden E. K. I, II, III. usw. bezeichnet) morphologisch, kulturell, im Tierversuch und serologisch geprüft worden.

Als Methoden zur morphologisch-kulturellen Untersuchung wurde das Verhalten gegenüber der Gramfärbung, die Beweglichkeit und das

---

1) Die Untersuchungen wurden gemeinsam mit Privatdozent Dr. Ritz und Oberarzt Dr. Schloßberger ausgeführt.

Wachstum in festen und flüssigen, eiweißhaltigen und eiweißfreien Nährböden (Agar, Traubenzucker-Agar, Gelatine, Bouillon, Traubenzuckerbouillon, Bouillon mit Muskelstückchen, Pyroninnährboden nach Zacherl, Hirnbrei, Milch, Serum), zum Teil mit verschiedenem Alkalitätsgrad und bei Gegenwart von Säure, ferner das Verhalten der Geißeln (Größe, Dicke, Windungen, Fehlen derselben usw.), das Verhalten der Sporen, die Form der Kolonien, die Tierpathogenität, Virulenz, die lokale und allgemeine Giftwirkung, sowie endlich das agglutinatorische Verhalten geprüft.

Unsere Versuche beziehen sich aber nicht nur auf zahlreiche Stämme (weit über 100) und auf Kulturen, die durch mehrfache Isolierung aus einzelnen Kolonien immer wieder geprüft wurden, sondern sie sind auch von mehreren Untersuchern unter gegenseitiger Kontrolle häufig wiederholt worden. Das war deshalb besonders notwendig, weil die Einheitlichkeit der einzelnen Kennzeichen, wie aus unseren Untersuchungen in Uebereinstimmung mit Pfeiffer und Bessau hervorgeht, keinesfalls vorhanden ist. Das von Aschoff und Klose aufgestellte Schema bietet sicher einen guten Anhalt, um eine Übersicht über die Gasbranderreger zu gewinnen. Mit Recht ist von diesen Autoren aber schon bei der Aufstellung des Schemas ins Auge gefaßt worden, daß die einzelnen Gruppen durch Übergänge miteinander verbunden sind.

Erschwerend für die Beurteilung des Wertes einer strengen Schematisierung der Kulturen — mag man die einzelnen differenten Stämme als getrennte Arten oder Spielarten auffassen —, ist, daß die zur Einteilung herangezogenen Charakteristika — das geht aus unseren Untersuchungen hervor — in erheblichem Grade der Variabilität und Mutation zugänglich sind. Manche Kennzeichen erhalten sich mehr oder weniger lange, um dann, ohne daß man die Ursache erkennen könnte, wieder zu verschwinden. Der Einwand, daß immer Verunreinigungen in den Kulturen aufgetreten wären, kann nicht stichhaltig sein, wenn man bei 100fach und mehr wiederholten Versuchen immer wieder die gleiche Beobachtung macht. Als besonderes Beispiel hierfür möge die Beweglichkeit und die Kolonieform angeführt werden.

Es ist von uns mehrfach beobachtet worden, daß Kulturen ihre Beweglichkeit längere Zeit hindurch oder dauernd einbüßen. Sie weisen dann, da sie auch ihre Agglutinabilität eingebüßt oder stark vermindert haben, und da der Nachweis von Geißeln bei diesen unbeweglichen Kulturen nicht mehr gelingt, z. B., wenn es sich um Bakterien der Rauschbrandgruppe handelt, alle Charakteristika der

Bakterien der Welch-Fränkelschen Gruppe auf. Hier zeigt sich z. B. die Unzulänglichkeit der Charakterisierung, die wir bisher für diese Bakterienart besitzen. Damit ist nicht gesagt, daß solche beweglichen Kulturen etwa eine Umwandlung in eine neue Art erfahren hätten. Denn manche derartige Kulturen können bei länger dauernder Züchtung in steriler Muskelstückchenbouillon ihre Beweglichkeit wiedererlangen. Es ist klar, daß es sich hier nicht um Erwerbung neuer Eigenschaften handeln kann. Stämme, die a priori keine Geißeln besitzen, können nicht etwa in begeißelte umgewandelt werden. Wohl aber kann der Geißelapparat durch äußere Einflüsse so geschädigt werden, daß die Bakterien geißellos wachsen oder so kleine Geißeln haben und dieselben so leicht abwerfen, daß ihr Nachweis nicht mehr gelingt. Das braucht nicht immer der Fall zu sein. Das Gesetz der Spezifität der Arten erfährt hierdurch keine Durchbrechung. Es handelt sich vielmehr um Erscheinungen, die wir auch von anderen Bakterien her kennen und auf die an dem Beispiel der Cholera hingewiesen sei.

Was die Kolonieform anlangt, so kann sich diese durch Mutation ändern; nicht selten findet man deshalb bei sicher rein gezüchteten Stämmen verschiedene Kolonietypen nebeneinander. Werden bewegliche Arten in Zuckeragar gezüchtet, so treten vorzugsweise oder ausschließlich geschlossene Kolonieformen auf.

Das pathogene Verhalten kann aber als Unterscheidungsmerkmal auf Grund unserer Untersuchungsergebnisse nicht mehr in Frage kommen. Denn den für die Welch-Fraenkelschen Bakterien als charakteristisch angegebenen Befund beim Tier haben wir auch durch Bakterien der Rauschbrand- und Putrifikusgruppe erzeugen können und andererseits haben wir mit unbeweglichen Bakterien, die alle Charakteristika der Welch-Fraenkelschen Bazillen aufwiesen, den gleichen Befund, also vorwiegend Ödembildung, wie mit den beweglichen Putrifikus- und Rauschbrandarten, erzeugt. In gleicher Weise liegen die Verhältnisse für die Agglutination: Auch die übrigen Kennzeichen (Gramfärbung, Sporenbildung usw.) lassen bei der Differenzierung häufig vollkommen im Stich.

So interessant und vielleicht wissenschaftlich wertvoll daher ein weiteres Studium der biologischen Eigenschaften zwecks Aufstellung einer Systematik der bei Gasbrand gefundenen Anaerobier ist, so wenig hat unseres Erachtens die Frage nach allem, was aus den bisherigen ätiologischen, biologischen und klinischen Studien über Gasbrand von anderen Autoren und uns hervorgeht, mit der Serumprophylaxe und Serumtherapie zu tun.

Gleichgültig also, ob man auf dem Standpunkt steht, daß diese Anaerobier, an deren saprophytischem Vorkommen in der Erde bzw. im Kot von Menschen und Tieren nicht zu zweifeln ist, eine Anzahl a priori verschiedener sehr nahestehender Arten sind, oder ob sie durch Mutation entstandene oder entstehende Spielarten darstellen, so dokumentiert sich doch ihre Zusammengehörigkeit, abgesehen von den gemeinsamen biologischen Eigenschaften, durch ihr Verhalten gegenüber dem therapeutischen Gasödemserum oder durch ihre Pathogenität. Denn alle, seien es a priori verschiedene Arten oder durch Mutation entstandene Spielarten, haben eine gemeinsame Eigenschaft: das Emphyso-Oedema malignum bei Menschen oder Versuchstieren zu erzeugen. Mit allen genannten Bakterien, auch wenn sie in größten Dosen lebender Kultur nicht töten, läßt sich ein mindestens lokaler Krankheitsprozeß (Infiltrate, Ödem und Gas usw.) erzeugen, und andererseits bestehen weitgehende Übergänge, die sich namentlich auf die Virulenz, die Gasbildung und die Art der Giftwirkung beziehen. Es wird interessieren, nachdem die Auffindung von Giften bei einigen beweglichen Stämmen Ficker und Klose gelungen ist, diese Frage erneut zu prüfen und vielleicht zur Entscheidung zu bringen.

Es kann durch weitere Prüfung der Giftbildung in vitro und in vivo sowie durch aktive und passive Immunisierungsversuche, die wir im Gange haben, gegenüber den lebenden Erregern oder ihren Giften vielleicht endgültig entschieden werden, wie weit die toxigenen Saprophyten, die Gruppe der Bazillen des Emphyso-Oedema malignum, nur Spielarten eines Erregers oder nahestehende, a priori differente Arten sind.

Da beides vorkommt, da die Entstehung von Arten und Spielarten durch Mutation und Anpassung schon jetzt nachgewiesen ist, hat überhaupt eine weitere Schematisierung weder biologische noch praktische Zwecke, zumal, wenn sich herausstellen sollte, daß die wichtigste und für die Entstehung des Gasbrandes bedeutungsvollste Eigenschaft, die Bildung der ödemerzeugenden Gifte und der echten Toxine in vivo oder in vitro und die darauf beruhende pathogene Wirkung allen Arten, gleichgültig, ob sie genetisch stark differente Typen oder durch Mutation entstandene Spielarten darstellen, dieser Anaerobiergruppe gemeinsam ist, und daß sie durch ein Gasbrandserum sämtlich neutralisierbar sind. Das ist noch weiter zu untersuchen.

———

3*

Diskussion.

Herr v. **Wassermann**:

Darüber sind wir wohl alle einig, daß, wenn ich so sagen darf,
die rein bakteriologische Bearbeitung der Gasödemfrage sowohl für
den Bakteriologen, wie insbesondere für den fernerstehenden Kliniker
bis jetzt etwas recht Unbefriedigendes hatte. Man hat das Gefühl,
sich auf schwimmendem Boden zu befinden. Ich brauche nur daran
zu erinnern, daß selbst über die Frage, ob wir es bei der Gruppe
der Gasbazillen mit einer einheitlichen oder mit verschiedenen Gruppen
zu tun haben, nichts weniger als Übereinstimmung besteht, daß eine
Menge von Unterarten, Spielarten, sowie die Möglichkeit, eine Gruppe
in die andere durch gewisse Kulturverfahren überzuführen, von einer
großen Reihe von Bakteriologen angenommen, von anderen abgelehnt
wird. Unter diesen Umständen war es vom experimentell-therapeu-
tischen Standpunkte aus nötig, zunächst einmal festen Boden zu finden.
Dieser feste Boden konnte nur so gewonnen werden, daß man zunächst suchte, ob in pathogener Hinsicht bestimmte dominante Eigenschaften an den als verschiedene Typen angesprochenen Gasbranderregern festgestellt werden konnten. Als solche in krankmachender
Hinsicht dominante Kennzeichen können aber meines Erachtens nicht
etwa rein bakteriologische Eigenschaften wie Beweglichkeit, Vorhandensein oder Nichtvorhandensein von Geißeln, Verschiedenartigkeit in
der Sporulation, Schwärzung oder Nichtschwärzung von Hirnnährböden,
Verhalten gegen Kohlehydrat und Eiweiß in künstlichen Nährböden,
oder aber agglutinatorisches Verhalten und anderes mehr herangezogen
werden, sondern vielmehr in erster Linie das Studium der Frage, ob
bei diesen Bakterien echte Toxine vorkommen oder nicht. Diesen
Standpunkt vertrat ich bereits in einem früheren Bericht über diese
Frage, und ich ging in diesem Punkt so weit, zu erklären, daß selbst,
wenn es sich herausstellen sollte, daß verschiedene Typen von Gasbranderregern sich bakteriologisch oder agglutinatorisch verschieden verhalten, man aber nachweisen könnte, daß sie ein und

dasselbe Toxin bilden, welches von einem Antitoxin neutralisiert wird, diese Eigenschaft in experimentell-therapeutischer Hinsicht so dominant sei, daß die betreffenden Stämme für die Serumgewinnung als einheitlich zu betrachten seien. Von diesem Gesichtspunkte aus habe ich inzwischen weitere Versuche über Gasödemserum vornehmen lassen. Als Geheimrat Ficker als wissenschaftliches Mitglied in das Kaiser Wilhelm-Institut für experimentelle Therapie eintrat, gingen wir sofort daran, die Toxinfrage bei den Gasödembakterien zielbewußt in Angriff zu nehmen. Ficker brachte von der Front Stämme mit, auf deren bakteriologische Eigenschaften ich nicht weiter eingehen will, die mir aber im Tierversuch sofort den Eindruck machten, daß bei ihrer Wirkung ein starkes Toxin im Spiele sei. Wir konnten damals — es war im Monat Juni oder Juli 1917 — dieses Toxin noch nicht mit der für solche grundsätzlichen Fragen nötigen Sicherheit, d. h. in sicher keimfreien Filtraten nachweisen. Ich war aber so überzeugt, daß hier ein echtes Toxin vorhanden sei, daß ich sofort begann, ein Pferd mit unfiltrierten Vollkulturen dieser Bakterien zu immunisieren in der sicheren Erwartung, nach Analogie von Diphtherie und Tetanus auch bei der Injektion von lebenden Kulturen, sofern diese eben Toxin zu bilden imstande sind, ein Antitoxin zu erhalten. Auf diese Art und Weise entstand das Serum, welches als „Goldfuchsserum" bezeichnet wurde. Im Verlaufe des Monats Juli und August gelang es dann Ficker unter vielfachen Filtrationsversuchen mit Berkefeldfiltern, zweimal sicher keimfreie Filtrate zu erhalten, die Mäuse und Meerschweinchen nach gewisser Inkubationszeit töteten. Erwärmung auf 70° vernichtete die Wirkung dieses Giftes, bei längerem Lagern nahm es an Stärke ab. Damit war grundsätzlich die Fähigkeit der Bildung eines echten Toxins für diese aus Gasödemfällen gezüchteten Bakterien erwiesen. Aber es war uns damals noch nicht gelungen, solange wir Berkefeldfilter anwandten, das Gift regelmäßig darzustellen. Es zeigte sich vielmehr, daß zwar die unfiltrierte Bouillonkultur Toxin enthalten mußte, weil sie die Tiere so rasch tötete, daß die lebenden Bakterien diese Wirkung nicht hervorrufen konnten; aber nach der Filtrierung ließ das Filtrat meistens toxische Wirkungen vermissen. Es schien sich dies nur so erklären zu lassen, daß eben unter den verschiedenen verwendeten Berkefeldfiltern gerade zwei waren, die die richtige Porengröße hatten, um das Gift durchzulassen, daß dieses letztere aber bei anderen Filtern durch Adsorption zurückgehalten wurde. Wir versuchten dann noch andere Filter, Asbestfilter, die neuen Filter von Mackerey, Düren, die mit Kieselgur imprägniert sind, Filtration durch Kreide und anderes mehr. Alle diese Filter führten nicht zu einem regelmäßigen Ergebnis. Erst als wir die von Zsigmondy angegebenen Filter erhielten und durch passende Montierung für unsere Versuche geeignet gestalteten, gelang es Ficker regelmäßig und einwandfrei, von seinen als Ödemkulturen bezeichneten Bakterien keimfreie Toxine zu erhalten. Dieses Toxin ist inzwischen von Ficker[1]) beschrieben worden, so daß ich auf die Veröffentlichung verweisen kann.

Die nächste Frage mußte die sein, ob das Serum des Goldfuchses, der seit Juli mit diesen Kulturen immunisiert worden war, ein Antitoxin gegenüber diesem Toxin enthielt. Bereits der erste Versuch gab darauf eine durchaus eindeutige Antwort. 0,05 ccm Goldfuchsserum hob die Wirkung des Giftes bei Mäusen und Meerschweinchen vollständig auf. Die doppelte Menge normalen oder Tetanusserums hatte nicht die geringste neutralisierende Wirkung. Damit war die Frage, ob man gegen dieses Toxin immunisieren kann, entschieden, und zwar, was mir für die praktische Serumgewinnung sehr wichtig erscheint, dahin, daß es zur Gewinnung eines antitoxischen Serums nicht nötig ist, mit reinem Toxin zu arbeiten, sondern daß — genau wie bei Diphtherie — die Injektion toxinbildender Kulturen ein antitoxisches Serum erzielt, eine grundsätzlich wichtige Eigenschaft, die freilich vor unseren Versuchen nicht nachzuweisen war. Nunmehr schien es mir möglich, bei der Gewinnung des Serums zielbewußt vorzugehen und zu einer klaren und experimentell therapeutisch brauchbaren Systematisierung und Vereinfachung auf diesem Gebiete zu gelangen. Zunächst mußte entschieden werden, ob das Vorkommen dieses Toxins nur etwa die Eigenschaft einzelner Stämme ist oder ob dieses Toxin sich weit verbreitet findet und nur infolge der nicht genügend ausgebildet gewesenen Technik bisher nicht nachgewiesen wurde. Diese Versuche konnten wir aus Mangel an Tiermaterial bisher noch nicht in der wünschenswerten Breite an vielen Hunderten von Stämmen durchführen, immerhin verfüge ich heute aber doch schon über ein nicht unbeträchtliches Material. Wir haben uns von der Front, vom Eppendorfer Krankenhaus, von Pfeiffer aus Breslau, aus Wien vom Paltaufschen Institut und aus unserer eigenen Sammlung verschiedenste Stämme verschafft und in Bezug auf ihre Giftbildung geprüft. Endgültig kann ich mich heute hier über 14 Stämme äußern, die Sie in dieser Tabelle ver-

---

1) Med. Klinik 1917, Nr. 45.

zeichnet finden (Demonstration). Es sind das Stämme, die bisher unter der verschiedensten Bezeichnung gingen. So haben Sie beispielsweise den typischen Stamm Ghon-Sachs, den ich von Wien habe, als Repräsentant der Ghon-Sachsgruppe, den Stamm „malignes Ödem", der als Typus des Kochschen malignen Ödems gilt, den Stamm K. W. A. P., der uns von Klose als Repräsentant der Aschoffschen Putrifikusgruppe zuging, den Stamm K. W. A. R., der uns von Klose als Repräsentant der Aschoffschen Rauschbrandgruppe übersandt wurde. Sie sehen nun etwas sehr Überraschendes: alle diese bisher als verschiedenartig angesehenen Stämme bilden ein und dasselbe Gift, das Gift wird von ein und demselben antitoxischen Serum neutralisiert, und ich stehe deshalb nicht an zu behaupten, daß diese Kulturen, mögen sie bakteriologische Eigenschaften haben, welche sie wollen, experimentell-therapeutisch einheitlich aufzufassen sind. Ich werde noch Gelegenheit haben, dies heute abend auf Grund weiterer Versuche zu beweisen. Es hat also weder die Ghon-Sachs-Gruppe, noch die sogenannte Putrifikus-Gruppe, noch die sogenannte Rauschbrandgruppe, sofern die in meinen Händen befindlichen Kulturen die richtigen Repräsentanten derselben sind, irgend eine Berechtigung experimentell-therapeutisch als zu verschiedenen Gruppen gehörig untergebracht zu werden.

Es dürfte Ihnen bekannt sein, daß das Toxin, von dem ich hier spreche, und das wir als Ödemtoxin bezeichnen, nicht das erste Toxin ist, welches aus dieser Gruppe von Bakterien beschrieben wurde. Schon vor mehr als zehn Jahren haben Graßberger und Schattenfroh an Kulturen, die von an Rauschbrand gefallenen Tieren herrührten, ein Toxin nachgewiesen, das seinem ganzen Verhalten nach dem im Kaiser Wilhelm-Institut für experimentelle Therapie gefundenen Ödemtoxin sehr nahe zu stehen schien. Schattenfroh und Graßberger gelang es damals, durch Vorbehandlung mit diesem Toxin ein antitoxisches Rauschbrandserum zu gewinnen, und ich habe mir im Hinblick auf die bisher ungeklärten Beziehungen zwischen Gasbrand und Rauschbrand von Schattenfroh eine Probe seines Serums geben lassen. Als ich unser Ödemtoxin mit diesem Schattenfrohschen Antitoxin prüfte, zeigte es sich, daß dieses letztere auf das Ödemtoxin keinerlei neutralisierende Wirkung hat; es verhält sich wie normales Serum. Damit war bewiesen, daß unser Ödemtoxin von dem damaligen Schattenfrohschen Rauschbrandtoxin völlig verschieden ist und demgemäß die Stämme, die Schattenfroh zur Herstellung seines Serums benutzt hat, experimentell-therapeutisch von den

Fickerschen Ödemstämmen streng zu scheiden sind. Sie sehen, meine Herren, wie leicht man auf diesem Wege zum ersten Male zu einer exakten Scheidung der gasbildenden anaeroben Bakterien kommt, wie diese Methode stets, seit Pfeiffer die spezifische immunisierende Eigenschaft der Sera zur Differenzierung von pathogenen Bakterien einführte, in vortrefflicher Weise arbeitete. Es dürfte Ihnen nun weiterhin bekannt sein — und Sie haben ja heute ausführlich darüber von Herrn Klose gehört —, daß es ihm gelungen ist, aus Bakterien, die bei Gasödemerkrankten gefunden wurden, eine Art herauszuzüchten, die er als K_1 bezeichnet, und von denen es ihm ungefähr gleichzeitig und unabhängig von Ficker gelungen ist, ein echtes Toxin zu gewinnen. Klose übergab Ficker eine Probe dieses Toxins und eine kleinere Menge Kaninchenserums, das mit diesem Toxin gewonnen war, zur Prüfung. Es kam nun darauf an, festzustellen, ob das Klosesche Toxin mit einem der bis dahin bekannten Toxine, d. h. dem Schattenfrohschen Rauschbrandtoxin und Fickerschen Ödemtoxin identisch ist, oder ob wir in ihm etwa ein neues Toxin aus der Klasse der anaeroben Gasbakterien vor uns haben. Die Tabelle, die ich hier zeige, gibt die unzweideutige Antwort auf diese Frage. Wie Sie sehen, hat unser antitoxisches Ödemserum keinerlei Wirkung auf das Klosesche Toxin; das Schattenfrohsche Rauschbrandantitoxin dagegen neutralisiert das Klosesche Toxin quantitativ. Demgemäß haben wir es also bei dem von Klose als K_1 bezeichneten Toxin mit einem Gift zu tun, das dem Schattenfrohschen Rauschbrandtoxin mindestens äußerst nahe steht, wenn es nicht, wie ich nach meiner serologischen Erfahrung annehme, mit ihm identisch ist.

Die weitere grundlegend wichtige Frage, die zu entscheiden war, war folgende: wie verhält sich dieses antitoxische Serum im Schutzversuche gegenüber den lebenden Kulturen, d. h. vermag es Tiere nicht nur gegen das Gift, sondern auch gegen die Infektion mit den lebenden Vollkulturen zu schützen? Sie sehen in diesen Tabellen (Demonstration) das Ergebnis eines zur Lösung dieser Frage von Michaelis ausgeführten Versuches, in welchem die mehrfach tödlichen Dosen der verschiedensten lebenden Kulturen aus der Klasse der Gasödemerreger mit dem Serum von Pferden gemischt injiziert wurden, die ausschließlich mit den toxinbildenden Ödemstämmen 1 und 7 vorbehandelt waren. Dieser Versuch scheint mir äußerst lehrreiche Ergebnisse gezeitigt zu haben. Ich brauche nicht zu erwähnen, daß diese Versuche natürlich mehrfach angestellt wurden und daß ich nur einen als Beispiel habe hier aufzeichnen lassen.

Aus dieser Versuchsreihe sehen Sie vor allen Dingen, daß die Stämme, die uns von der Front als zweifellose Fränkelstämme zugingen, von dem antitoxischen Ödemserum in keiner Art und Weise beeinflußt wurden. Die Fränkelstämme sind also, wie diese neue von mir beschriebene antitoxische Differenzierungsmethode lehrt, zweifellos als selbständige Gruppe von den beiden jetzt bekannten toxinbildenden Ödemgruppen zu unterscheiden. Wie verhielten sich nun aber in diesem Versuch die lebenden Kulturen, die wir geneigt waren, auf Grund ihrer toxinbildenden Eigenschaften einheitlich als Ödemstämme anzusprechen? Sie sehen, daß sie alle gleichmäßig von dem Serum beeinflußt wurden, ob sie nun nach der bisherigen bakteriologischen Einteilung als zur Rauschbrandgruppe, Putrifikusgruppe oder Ghon-Sachsgruppe gehörig betrachtet wurden, und damit stimmt überein, wie diese Tabelle lehrt, daß alle diese bisher als verschieden geltenden Stämme ein und dasselbe Toxin bilden, das vom antitoxischen Ödemserum gleichmäßig neutralisiert wird. Sie sehen nun aber weiter hier einen Stamm, der uns von Hamburg als typischer Ödemstamm zuging und der ein Toxin bildete, das Mäuse unter den Erscheinungen des Ödemgiftes tötete, gegen dessen lebende Kultur aber unser Goldfuchsserum völlig unwirksam war. Es ist dies der Stamm „Nägele“. Als ich dies sah, war mir sofort klar, daß wir diesen Stamm in Bezug auf seine Toxine näher untersuchen müssen. Wir taten dies und erhielten ein Toxin, welches im keimfreien Filtrat Mäuse unter gleichen Erscheinungen tötete, wie das Ödemtoxin. Nun erhob sich wieder wie beim K_1-Toxin die Frage: Haben wir es hier mit einem neuen Toxin zu tun? Zu diesem Zwecke machten wir wieder den antitoxischen Differenzierungsversuch. Sie finden ihn hier auf dieser Tabelle (Demonstration) verzeichnet, indem ich dieses Nägele-Toxin einerseits mit unserem Ödemantitoxin, andererseits mit Schattenfrohschem Rauschbrandantitoxin prüfen ließ. Das Ergebnis war, daß unser Antitoxin keinerlei Wirkung hatte, das Wiener Rauschbrandantitoxin dagegen dieses Toxin quantitativ neutralisierte. Damit war erwiesen, daß dieses Nägele-Toxin das gleiche Toxin ist, wie das von Schattenfroh beschriebene, und sich mit dem von Klose erhaltenen K_1-Gift deckt. Dieser Versuch war nun aber geeignet, auch überzuführen zum Studium des dritten Grundpunktes, der für die Lösung der Toxin- und Antitoxinfrage bei der serologischen Unterscheidung der Gasödemerreger wichtig erscheint. Diese Frage bestand darin, ob die beiden Toxine, welche wir nunmehr in Händen hatten, in der Tat die dominante Waffe der Gasödembazillen sind, oder vielleicht nur einen nebensächlichen

Befund darstellen, der für die krankmachende Kraft dieser Infektionserreger erst in zweiter Linie in Frage kommt. Die Antwort darauf konnte zu einem Teil mit dem Stamm Nägele erhalten werden, denn wir hatten gesehen, daß unser antitoxisches Ödemserum gegen die Infektion mit seiner lebenden Kultur versagte. Wir hatten als Ursache dafür festgestellt, daß dieser Stamm Nägele ein keimfreies Toxin bildet, das von unserem Ödemserum gleichfalls nicht beeinflußt wurde, wohl aber von dem alten Wiener antitoxischen Rauschbrandserum. Wenn nun für die pathogene Wirkung der lebenden Nägele-Kultur das ausschlaggebende Moment dieses Gift war, dann mußte im Gegensatz zu unserem Serum das Wiener antitoxische Serum Tiere auch gegen die lebende Vollkultur des Stammes Nägele schützen. Die Antwort auf diese Fragestellung finden Sie in der folgenden Tabelle (Demonstration). Sie sehen, daß das letztere der Fall ist. Das Tier mit lebender ·Kultur Nägele und Wiener Rauschbrandserum bleibt am Leben, das Tier mit dem antitoxischen Ödemserum stirbt. Ich habe aber weiter, um diese Grundfrage noch in reinerer Form zu prüfen, den Versuch gemacht, daß ich einen jungen Hengst ausschließlich mit keimfreiem Ödemtoxin immunisierte. Da dieser Versuch mir prinzipiell wichtig erschien, so nahm ich dazu ein Tier, das in unseren eigenen Stallungen zur Welt gekommen und vorher nie in den Versuch gezogen war. In dieser Tabelle finden Sie die Ergebnisse mit dem rein antitoxischen Serum dieses Hengstes verzeichnet. Sie sehen daraus, daß dieses mit reinem keimfreien Toxin behandelte Pferd ein Serum liefert, das ebenso gegen das Toxin, wie auch gegen die lebenden Erreger der Ödemkulturen schützt. Damit ist der Kreis geschlossen, und es kann nach diesen Versuchen meines Erachtens ein Zweifel darüber nicht mehr bestehen, daß wir in dem Ödemtoxin die eigentlich dominante Waffe dieser Bazillen besitzen und als einen Leitpunkt für die Gewinnung von Gasödemsera uns an das Toxin bzw. die Antitoxinproduktion zu halten haben.

Somit kann ich mich dahin zusammenfassen, daß wir bisher unter den Ödemstämmen, die aus menschlichen Gasbrandfällen herrühren, zweierlei Toxinbildner gefunden haben, diejenigen Stämme, die wir mit Ficker als Ödemstämme bezeichnen, und diejenigen Stämme, die von Klose als K_1-Stämme bezeichnet wurden, welch letztere sich meines Erachtens mit den früheren von Schattenfroh zur Herstellung seines Rauschbrandantitoxins verwendeten Stämmen decken. Da Schattenfroh seine Stämme ausschließlich von typischen Rauschbrandfällen bei Rindern nahm, so ist damit meines Erachtens auch mit Sicherheit zum ersten Male erwiesen, daß bei menschlichem Gasödem und beim tierischen Rauschbrand identische Bakterien vorkommen können und die Unterscheidung dieser Bakterien nach ihrem Vorkommen, d. h. ob bei Mensch und Tier gefunden, nicht mehr aufrecht zu erhalten ist. Wie häufig die Infektion von menschlichen Wunden mit diesem durch das Wiener Rauschbrandantitoxin bzw. das Klosesche K_1-Antitoxin zu neutralisierenden toxinbildenden Stämmen erfolgt, läßt sich wohl erst auf Grund weit ausgedehnter Untersuchungen feststellen. Nach unseren Untersuchungen fanden wir unter 16 genau analysierten von menschlichem Gasbrand herrührenden Stämmen einmal einen derartigen Stamm. Ich möchte aber auf Grund eines so beschränkten Materials mich noch nicht endgültig über die Häufigkeit des Vorkommens äußern. Das scheint aber schon heute sicher zu sein, daß die Fickerschen Ödemstämme an Häufigkeit weit überwiegen. Es kann dies aber auch, wenn ich so sagen darf, geographisch schwanken, indem, wenn sich ein Kampf gerade auf einem Boden abspielt, der K_1-Sporen reichlicher enthält, diese K_1-Stämme dann bei einem Truppenteil einmal häufiger gefunden werden können. Jedenfalls stimme ich mit Klose darin überein, daß, nachdem ihr Vorkommen beim Menschen sichergestellt ist, man dieses Antitoxin auch bei der Herstellung des Serums berücksichtigen soll, wobei freilich zu bemerken ist, daß es gegenüber dem Fickerschen Ödemtoxin praktisch und zahlenmäßig in den Hintergrund tritt.

Nachdem wir uns von dem Vorhandensein echter Toxinbildung und der Möglichkeit der Antitoxingewinnung bei Gasödemstämmen überzeugt hatten, war natürlich angesichts der ausgesprochen therapeutischen Wirksamkeit antitoxischer Sera die Ausprüfung dieses Serums auf seine antitoxische Kraft im Heilversuch gegeben, und ich habe mir daher erlaubt, schon vor mehreren Monaten den Antrag zu stellen, das im Kaiser Wilhelm-Institut für experimentelle Therapie hergestellte antitoxische Gasödemserum an der Front therapeutisch auszuprüfen. Selbstredend habe ich die therapeutische Kraft des antitoxischen Ödemserums auch im experimentellen Heilversuch an Tieren gegen Ödemstämme ausgeprüft, und zwar vergleichend mit den beiden anderen Ödemseren, über die wir heute verfügen, dem in den Höchster Farbwerken und dem von der Firma Gans in Oberursel hergestellten. Ich möchte bei dieser Gelegenheit hervorheben, daß sowohl das Höchster wie das Ganssche Serum, wie man im Tierversuch nachweisen kann, antitoxische Wirkung gegenüber dem Ödemtoxin besitzen. Das ist nach dem, was ich Ihnen bisher habe zeigen können, nicht weiter wunderbar. Denn wir haben ja gesehen, daß wir sowohl die Aschoffschen Putrifikus- wie die Aschoffschen Rauschbrandstämme, welche sich sowohl in der zur Herstellung des Höchster wie des Gansschen Serums dienenden Sammlung befinden, als echte toxinbildende Ödemstämme erkennen und erweisen konnten, so daß somit naturgemäß beide Sera nach den Erfahrungen, die wir bei der Vorbehandlung unseres Goldfuchses machten, Antitoxin haben müßten. Nur war diese Tatsache vor unseren Arbeiten nicht nachgewiesen und auch nicht nachweisbar. Wir haben nun einen vergleichenden Heilversuch der verschiedenen Sera angestellt, den ich Ihnen hier zeige. Aus diesem Versuch geht jedenfalls das hervor, daß das antitoxische Serum ausgesprochene Heilwirkung hat. In diesem Versuch zeigte es sich sogar den beiden anderen Seren deutlich überlegen, doch möchte ich daraus keinerlei Rückschlüsse machen, daß etwa das Höchster und Ganssche Serum deshalb nicht zu therapeutischen Versuchen herangezogen werden könne, denn ich habe mich mehrfach überzeugt, daß auch diesen Seren recht gute Heilwirkung gegen Ödemstämme innewohnt. Ich sage ausdrücklich „Ödemstämme", und Sie werden bemerkt haben, daß ich bisher von der Fränkelgruppe, zu der ich mich nun noch mit einigen Worten wenden möchte, noch nicht gesprochen habe. Ich habe bisher gesagt, daß das Serum, welches mit Fickerschen toxinbildenden Ödemstämmen gewonnen ist, und welches gegen alle toxinbildenden Ödemstämme, die wir bisher untersuchen konnten, ausnahmslos wirksam war, gegen echte Fränkelstämme sich vollständig refraktär verhielt. Demgemäß müssen wir vorläufig experimentell-therapeutisch Fränkel- und Ödemstämme scharf trennen. Ob sich diese Trennung dauernd aufrecht erhalten läßt, wird erst nach weiteren Untersuchungen endgültig festzulegen sein, denn, wie Sie sich denken können, haben die bisherigen Arbeiten zu viel Zeit und Tiermaterial in Anspruch genommen, um auch diese Frage bereits so weit fördern zu können wie die der Ödemstämme. Ich habe vorläufig ein Pferd gegen verschiedene reine Fränkelstämme immunisiert, und zwar habe ich dabei die Methode der sogenannten künstlichen Aggressine angewandt. Dieses Serum verhält sich nunmehr nach Art eines opsonischen Serums, d. h. man kann nachweisen, daß unter seiner Einwirkung die Fränkelbazillen von den Leukozyten aufgenommen werden. Ob es auch Antitoxin enthält, kann ich erst dann mit Bestimmtheit aussagen, wenn ich, wie gesagt, noch mehr Versuche in der Richtung angestellt habe, ob der echte Fränkelstamm überhaupt ein echtes Toxin bildet. Entsprechend seinem sicher nachzuweisenden bakteriotropen Charakter bedarf also dieses Serum der Mitwirkung von Leukozyten, und jede Substanz, welche reizend und anlockend auf Leukozyten wirkt, unterstützt nicht nur allein die Wirkung dieses Fränkelserums, sondern auch den natürlichen Heilvorgang bei Fränkelinfektion. Sie sehen auch hierfür einen experimentellen Beweis in dieser Tabelle, indem beispielsweise die gleichzeitige Behandlung mit Perubalsam bei Tieren, die mit Fränkelbazillen vorher infiziert sind, die Heilkraft des Fränkelserums deutlich erhöht. Ich habe deshalb Perubalsam gewählt, weil ich in einer früheren Arbeit vor langen Jahren durch Bockenheimer habe zeigen können, daß dieses Mittel durch seine stark leukozytenanlockende Wirkung sogar bei Tetanusinfektion eine therapeutische beziehungsweise schützende Wirkung ausüben kann. Ich möchte also besonders hervorheben, daß, wenn man die Gasödemfrage auf dem hier gekennzeichneten neuen Wege untersucht, die Fränkelstämme sich experimentell-therapeutisch ganz anders verhalten wie die Ödemstämme. Dementsprechend können wir nach dem heutigen Stand unserer Kenntnisse aussagen, daß wir bis jetzt unter den pathogenen Gasödembazillen drei Gruppen experimentell-therapeutisch durch Differenzierung mittels Serums scharf voneinander trennen können:

1. die toxinbildenden Ödembazillen; 2. die toxinbildenden von Klose als Typus K_1 bezeichneten Bazillen, dadurch gekennzeichnet, daß sie vom Schattenfrohschen Rauschbrandserum neutralisiert werden, und 3. die Fränkelbazillen, bei denen bisher kein Toxin nachzuweisen war und die von keinem der beiden obigen Sera, dagegen von einem mit Fränkelstämmen hergestellten „Aggressinserum" beeinflußt werden. Diese drei Typen müssen daher heute in jedem zur Verwendung am Menschen bestimmten Gasödemserum vertreten sein. Ob wir nun nicht noch andere toxinbildende Stämme finden werden, kann nur durch ausgedehnte weitere Untersuchungen mittels der hier auseinandergesetzten Methodik der Antitoxinforschung festgestellt werden. Bisher haben wir keine neue Art mehr finden können. Ich möchte also am Schluß meiner Ausführungen besonders betonen, daß ich durchaus nicht glaube, daß heute schon eine restlose Klärung der verwickelten Verhältnisse bei Gasödem gelungen ist. Vielmehr liegt noch ein weites Feld der Betätigung vor uns, aber ein Feld, auf dem man heute zuverlässig experimentell arbeiten kann, auf dem man insbesondere mit Hilfe der ganz spezifisch arbeitenden Antitoxine einen festen Boden gewonnen hat, der eine klare Unterscheidung und Beurteilung dafür ermöglicht, welche Komponente noch nicht in einem Gasödemserum

vertreten ist und welche eventuell experimentell-therapeutisch noch unbedingt hinzugenommen werden soll. Das war bisher nicht möglich, und deshalb bedeutet der Nachweis echter Toxine und der antitoxische Untersuchungsweg einen Fortschritt. Denn auf dem Wege der statistischen zahlenmäßigen Belege allein ist meines Erachtens über die Wirksamkeit und über die beste Art der Herstellung eines Gasödemserums kein sicherer Aufschluß zu erlangen. Das ist nur möglich durch die exakte experimentell-therapeutische Forschung im Laboratorium. Ich glaube aber, daß, wenn diese Forschung, zu der jetzt die Wege geöffnet sind, in möglichst kurzer Frist die besten Erfolge zeitigen soll, es angezeigt sein dürfte, die gesamte Gasödemforschung, soweit die Serologie in Frage kommt, zu vereinheitlichen. Bei Ausarbeitung eines gemeinsamen Versuchsplanes, wobei den einzelnen bis jetzt in der mit der weiteren Erforschung der Gasödemfrage beauftragten und getrennt arbeitenden Stellen bestimmte Arbeitsabschnitte zugewiesen werden, dürfte es nunmehr bald gelingen, den best zu erreichenden Grad der Serumtherapie bei Gasödem zu erzielen.

Herr Aschoff:

Von Herrn Geheimrat v. Wassermann ist behauptet worden, daß ein gewisser Widerspruch zwischen ihm und mir bezüglich der Frage der Toxin- und Antitoxinbildung bestände. Ich darf von vornherein behaupten, daß das in keiner Weise der Fall ist. Die ganze Differenz ist dadurch hervorgerufen worden, daß trotz meines im Frühling geäußerten Wunsches, wir möchten uns an ein Arbeitsschema in der Benennung halten, dies nicht geschehen ist, und der ganze Irrtum in der gegen mich geführten Diskussion beruht darauf, daß das, was Herr v. Wassermann jetzt „Rauschbrand" nennt, von uns damals „malignes Ödem" genannt wurde, und das, was er malignes Ödem nennt, von uns Rauschbrand genannt wurde. Hinsichtlich der technischen Herstellung der Toxine und Antitoxine ist in den bisher vorliegenden Arbeiten schon der gleiche Weg mit Erfolg beschritten worden. Im Anfang des Krieges glaubten wir ja, daß der sogenannte Fränkelsche Bazillus der Haupterreger des Gasbrandes sei. Mit dieser Idee ging auch ich an die Untersuchungen, fand aber zu meiner großen Überraschung in der Mehrzahl der Fälle einen beweglichen Bazillus und nicht den unbeweglichen Fränkel. Es ist mir eine große Freude, heute von Herrn v. Wassermann zu hören, daß er auf Grund seiner Toxin- und Antitoxinversuche zu dem Resultat kommt, daß gerade die Gruppe, die ich als die wichtigste bezeichnen würde, nämlich die Rauschbrandgruppe, oder, wie er sie nennt, die Maligne-Ödemgruppe, tatsächlich die häufigste Form der Erreger ist.

Wir haben 3 Gruppen aufgestellt. Wir haben die eine die Welch-Fränkelsche genannt, die zweite die Rauschbrandgruppe, die dritte die Maligne-Ödemgruppe. Bei dieser Einteilung waren wir von der Überzeugung ausgegangen, daß auf Grund morphologischer und kultureller Merkmale eine Trennung nicht durchzuführen ist. Ich freue mich, von Herrn v. Wassermann zu hören, daß ich in dieser Beziehung vollständig recht hatte, daß auch er eine solche Einteilung für unmöglich hält. Daher ist unsere obige Einteilung nach biologisch-chemischen Merkmalen unternommen worden. Wir trennten im Anschluß an Graßberger u. Schattenfroh und Simmonds die Gruppen nach dem Vermögen der einfachen Kohlenhydratvergärung (unbeweglicher Buttersäurebazillus, Welch-Fränkelsche Gruppe), Eiweißzersetzung (beweglicher Buttersäurebazillus, Rauschbrandgruppe) und der fauligen Eiweißzersetzung (Putrifikusgruppe, malignes Ödem). Diese biologisch-chemische Einteilung genügte uns aber nicht. Deshalb haben wir die betreffenden Gruppen auch nach der Methode geprüft, die heute Herr v. Wassermann als die wichtigste Methode vorschlägt, nämlich mit den Antigen- und Toxinbindungsproben. Wir haben deshalb die im Besitz der Höchster Farbwerke vorhandenen antitoxischen Rauschbrandsera und antiinfektiösen Rauschbrandsera von tierischen Rauschbrandstämmen (Kitt) genommen und haben das, was Kollege v. Wassermann im Herbst dieses Jahres getan hat, im Herbst vorigen Jahres getan. Wir haben mit antiinfektiösem und antitoxischem Serum unsere Stämme geprüft und dabei festgestellt, daß das antitoxische Rauschbrandserum von tierischem Rauschbrand, das sich im Besitz der Firma Höchst befindet, alle die Stämme beeinflußt, die wir als Rauschbrand bezeichnet haben. Die Differenz, die heute hereinkommt, ist nun die, daß das antitoxische Serum, welches Graßberger und Schattenfroh hergestellt haben, mit einem ganz anderen Stamm von Rauschbrand hergestellt ist als das Serum, welches von der Firma Höchst benutzt worden ist. Der erstere muß Eiweiß faulig zersetzt haben, gehört also in unsere Gruppe des malignen Ödems, der letztere tut das nicht, gehört also in unsere Gruppe des Rauschbrandes. Daraus ergibt sich die Schlußfolgerung, daß der tierische Rauschbrand auch keine einheitliche Erkrankung ist, sondern daß er auch durch verschiedene Erreger hervorgerufen wird. Das war es, was ich im Herbst 1915 in Straßburg mir zu sagen erlaubte. Ich freue mich, daß Herr v. Wassermann auch nach dieser Richtung hin meine damaligen Behauptungen durch seine eigenen Untersuchungen voll und ganz bestätigt hat. In der Tat ergibt sich schlagend durch diese Untersuchungen von v. Wassermann und Ficker, daß es auch beim Rauschbrand der Tiere zwei verschiedene Erregergruppen mit zwei ganz verschiedenen Toxinbildungen gibt, und daß man, wie ich 1915 in Straßburg sagte, tierischen Rauschbrand und malignes Ödem nach der Tierempfänglichkeit und kulturellen Methoden nicht trennen kann. Falls es möglich wäre, würde ich Herrn v. Wassermann bitten zu sagen, mit welchen Methoden er Rauschbrand und malignes Ödem trennen will. Das ist die allerwichtigste Frage, denn wir kommen nicht weiter, solange wir nicht wissen, was wir unter malignem Ödem und unter Rauschbrand verstehen wollen.

Nun haben Herr v. Wassermann und Herr Kolle erklärt, daß die Franzosen auch ganz willkürlich, ähnlich wie ich, Gruppen von Gasödemerregern aufgestellt hätten. Ich glaube schon gezeigt zu haben, daß weder ich, noch Klose und Fränkel diese Gruppen willkürlich aufgestellt haben, sondern nach denselben Gesichtspunkten, die heute Herr v. Wassermann angeführt hat. Das Gleiche gilt für die französischen Autoren. Ich habe mir erlaubt, die französische Literatur mitzubringen. Es sind die Arbeiten von Weinberg, Sacquépée, Lardennois und Baumel. Sie werden daraus ersehen, daß ein Mann wie Weinberg, den ich persönlich kenne, der im Institut Pasteur arbeitet, also sicher kein ganz ungelernter Fachmann ist, auf Grund seiner Untersuchungen die gleiche Einteilung gewählt hat, wie ich sie in unserer Frühjahrssitzung aufgestellt hatte. Er unterscheidet einen Bacillus perfringens, der der Welch-Fränkelsche Bazillus ist, er bezeichnet ferner als den wichtigsten Erreger des Gasödembrandes den Bacillus oedematiens, der aber seiner ganzen Beschreibung nach aufs Haar dem Bazillus unserer Rauschbrandgruppe, d. h. den Colmarer Gruppen, den Vogesenstämmen, dem Typus Ghon-Sachs gleicht, und er unterscheidet endlich — ich möchte darauf noch besonders aufmerksam machen — den Vibrion septique und versteht darunter einen das Eiweiß unter Fäulnis zersetzenden Bazillus, das also, was wir als Putrifikusgruppe bezeichnen. Die Franzosen haben also genau die gleiche Gruppeneinteilung gewählt wie wir. Daneben kommen noch der Bacillus fallax und der Bacillus histolyticus vor. Auf diese will ich hier nicht eingehen. Ich möchte jetzt nur noch darauf hinweisen, daß in der Beurteilung, was Vibrion septique und was Bacillus oedematiens, d. h. was Rauschbrand und malignes Ödem ist, in der Literatur und unter Fachleuten die Meinungen weit auseinander gehen (s. Tabelle 1). Vibrion septique wird bekanntlich immer identifiziert mit Kochs

malignem Ödembazillus. Ich mache aber darauf aufmerksam, daß
Ghon und Sachs den Originalstamm von Vibrion septique in Händen
gehabt haben und ihn genau haben untersuchen können, und Ghon
und Sachs erklären, daß Vibrion septique identisch sei mit ihrem
Stamm von einem Falle von menschlichem Gasödem. Der Ghon-
Sachs-Stamm ist aber kein Fäulniserreger, er verflüssigt nicht einmal
Eiweiß.

Tabelle 1.

Alte Benennungen.

Vibrion septique	nach Pasteur fäulnis-erregend, desgl. nach allen französ. Autoren	identisch mit Ghon-Sachs, der nach v. Hibler nicht fäulnis-erregend, desgl. nach englischen Autoren (Muir).
Bac. oedematis maligni	nach Koch nicht fäulnis-erregend, desgl. nach engl. Autoren	nach Flügge. Baumgarten, Jensen, v. Hibler, Lehmann fäulniserregend, desgl. nach amerikanischen Autoren (Simmonds), desgl. nach französ. Autoren.
Rauschbrandbazillus	.	nicht fäulniserregend.
Bacillus oedematiens	.	nicht fäulniserregend.

Neue Benennungen.

I. Unbewegliche Milchsäurebazillen	Gasbrand nicht peptonisierend	Typus Welch-Fränkel
II. Bewegliche Milchsäurebazillen	Rauschbrand peptonisierend	„ Ghon-Sachs(Vogesenstamm) „ Koch (Colmar)
III. Fäulniserregende Milchsäurebazillen	malignes Ödem	„ v. Hibler.

Trotzdem wird Vibrion septique heute von allen französischen
Autoren als Fäulniserreger bezeichnet, und wenn Sie die neuesten
französischen Arbeiten aus der Kriegsliteratur durchsehen, werden Sie
finden, daß auch da überall besonders betont wird: Vibrion septique
ist ein Fäulniserreger. Vorher hat aber Herr v. Wassermann den
Vibrion septique wieder mit unserem Bazillus des Rauschbrandes
identifiziert, hält ihn also für einen Nichtfäulniserreger. Auch Ghon
und Sachs bezeichnen mit Recht ihren von Pasteur selbst bezogenen
Vibrion septique als Nichtfäulniserreger. Und wenn Sie die englische
Literatur durchlesen, z. B. einen so gewissenhaften Autor wie Muir,
auf den man sich, glaube ich, ganz verlassen kann — ich habe
seine Arbeit genau noch einmal durchgesehen —, so finden Sie, daß
englische Autoren ganz ebenso wie Ghon und Sachs den Vibrion
septique als nicht fäulniserregend erklären. Sie können sagen: Es
kommt nicht auf die biologisch-chemischen Merkmale, es kommt
nur auf die Toxine an. Aber die Fäulniserreger produzieren ein
ganz anderes Toxin als die Nichtfäulniserreger. Herr v. Wassermann hat noch keine Gelegenheit gehabt, das Toxin der fäulnis-

erregenden Stämme in reiner Form zu untersuchen. Diese Gelegenheit hat — vielleicht abgesehen von Graßberger und Schattenfroh — bisher noch keiner gehabt, bis auf Herrn Klose. Er ist der erste, der die fäulniserregende Gruppe hat untersuchen können, wenn nicht der Stamm von Schattenfroh und Graßberger ein Putrifikusstamm gewesen ist, d. h. eine Putrifikusgruppe von tierischem Rauschbrand. Es widerspricht allerdings der ganzen giltigen Lehre der modernen Bakteriologie, zu behaupten, daß tierischer Rauschbrand durch einen Eiweiß faulig zersetzenden Bazillus erzeugt werden könnte. Aber es ist so. Umgekehrt ist der Bacillus oedematis maligni nach Koch nicht fäulniserregend, wie allgemein behauptet wird. Ich stimme Herrn Pfeiffer darin durchaus bei. In der Originalarbeit von Koch ist nichts von Fäulnis gesagt. Nach Gaffky kommen allerdings Fälle im Tierexperiment vor, bei denen auch Fäulnis auftritt. Aber weder Gaffky noch Koch haben irgendwelche Kulturuntersuchungen gemacht. Also ist heutzutage kein Mensch in der Lage, außer vielleicht Herr Ficker, der noch meint, den Originalstamm von Koch zu haben, die Frage nach dem echten Ödembazillus, den Koch in den Händen gehabt hat, überhaupt nachzuprüfen. Nach Koch waren seine Bazillen keine Fäulniserreger. Ebenso erklären die englischen Autoren, daß es keine Fäulniserreger sind; dagegen erklären Flügge, Baumgarten, v. Wassermann und Kolle sie für Fäulniserreger. Aber gerade die Stämme, die heute von v. Wassermann selbst auf Grund der Toxinbildung als maligne Ödembazillen bezeichnet worden sind, haben kein Eiweiß faulig zersetzt, wenigstens nach den Angaben seines Mitarbeiters Ficker. Nun bitte ich um eine Erklärung dieser Widersprüche bei den anerkanntesten Bakteriologen. Sie liegt doch nur darin, daß wir die Dinge falsch benennen. Diese Widersprüche zeigen Ihnen ganz genau, daß wir nicht weiter kommen, wenn wir mit diesem Wirrwarr von Namen weiter arbeiten. Deshalb habe ich geglaubt, im Anschluß an Graßberger u. Schattenfroh und Simmonds diese drei Gruppen aufstellen zu müssen, 1. die Gruppe der unbeweglichen Milchsäurebazillen (Welch-Fränkelsche Gruppe), 2. die des beweglichen Milchsäurebazillus (Rauschbrandgruppe, Ghon-Sachs-Gruppe, Conradi-Bielingsche Gruppe, Colmarer Bazillus), 3. die des Putrifikus (maligne Ödem-Gruppe, Koch-Hiblersche Gruppe, benannt nach Hibler, der ausdrücklich darauf aufmerksam macht, daß der Bazillus des malignen Ödems Eiweiß faulig zersetzt). Diese drei Gruppen haben wir nicht bloß nach biologisch-chemischen Methoden untersucht, sondern auch nach der Toxinmethode, und dabei hat sich herausgestellt, daß tatsächlich diese Toxinmethode doch nur das bestätigt, was mit den biologisch-chemischen Methoden schon festzustellen war.

Herr v. Wassermann hat behauptet, ich hätte es für unmöglich erklärt, Toxine der Gasödembazillen herzustellen. Da ich alle hier zur Diskussion stehenden Bazillen unter dem Namen Gasödembazillen zusammenfasse, und da die Untersuchungen von Graßberger und Schattenfroh über die Toxine der Rauschbrandgruppe schon vorlagen, als wir mit unseren Untersuchungen begannen, kann ich das in dieser Form nicht behauptet haben. Als Herr v. Wassermann in der Frühjahrssitzung seine Toxin- und Antitoxinversuche vortrug, habe ich sofort auf die Arbeit von Passini hingewiesen, die ich bei mir hatte. Passini hat ebenfalls schon vor Jahren Toxine der Gasödemerreger fertiggestellt. Selbstverständlich mußte jeder, der sich mit diesen Stämmen beschäftigte, auch an die Frage der Toxinbildung herantreten. Die historische Übersicht zeigt das hier, wobei ich auf diese Tabelle hinweisen darf (Tabelle 2). Ich habe mir erlaubt, die verschiedenen Gifte und Heilsera zusammenzustellen, wie sie gegen die in Betracht kommenden Bazillen gefunden worden sind, die antiinfektiösen, die antitoxischen und die Vakzine. Da sehen Sie zunächst, daß gegen den Welch-Fränkel-Typ Antitoxine hergestellt worden sind von Passini 1905 und von Klose 1916. Dann die Rauschbrandgruppe, die von v. Wassermann als malignes Ödem bezeichnet wird. Gegen diese Gruppe haben Graßberger und Schattenfroh 1904 ein antitoxisches Serum hergestellt. Nach den jetzigen Untersuchungen vom Kollegen Ficker scheint es sich dabei allerdings um ein Antitoxin gegen die Putrifikusgruppe zu handeln. Im Herbst 1915 hat Weinberg in der Académie des Sciences de Paris mitgeteilt, daß er bereits ein antitoxisches Serum gegen die Rauschbrandgruppe (d. h. Bac. oedematiens) hergestellt habe. Das ist das gleiche Serum, über welches heute Herr Kollege v. Wassermann berichtet. Dann haben Klose und Ficker 1917 ein solches Serum hergestellt. Sacquépée hat 1916 gegen diesen Stamm ein antitoxisches Serum hergestellt. Endlich darf ich bemerken, daß Fränkel und Königsfeld 1916 Versuche bei dem Vogesenstamm über Gewinnung von Toxinen mit Hilfe von Chamberlandfiltern anstellten. Wir haben also auch ein Toxin dieser Stämme in der Hand gehabt. Wir haben allerdings — das gebe ich zu — diese Sache nicht weiter verfolgt aus dem sehr einfachen Grunde, weil wir der Meinung waren, in erster Linie müßte ein bakterizides Serum hergestellt werden. Diese Forderung, daß an erster Stelle oder — so möchte ich mich ausdrücken — mit an erster Stelle ein bakterizides

Serum hergestellt werden muß, möchte ich auch heute aufrecht erhalten, denn, wer die Literatur von Graßberger und Schattenfroh bis heute gelesen hat, kann sich davon überzeugen, daß ein rein antitoxisches Serum, wie es Herr Kolle vorgeschlagen hat, gegen eine derartige Gasödeminfektion nicht helfen kann, immer allerdings vorausgesetzt, daß Graßberger und Schattenfroh ein wirkliches Rauschbrand-Antitoxin in der Hand gehabt haben — heute würden wir das als malignes Ödem-Toxin und -Antitoxin bezeichnen —, denn reine Antitoxine haben, wie gesagt, keine Schutzwirkung gegen die Bakterieninfektion erreichen können. Auch Herr v. Wassermann hat seine heute demonstrierten Versuche über Schutzwirkung der Sera nur mit Mischungen von Bakterienkulturen und Schutzserum vorgenommen, er hat aber nicht über Versuche berichtet, in denen er die bereits angegangene Infektion mit Schutzserum bekämpft hätte. Das allein sind aber die entscheidenden Versuche, die für die menschliche Therapie vorbildlich sein könnten. Graßberger und Schattenfroh haben mit antitoxischem Serum allein niemals in der Praxis positive Resultate gehabt. Sie erklären es deswegen für aussichtslos, mit einem rein antitoxischen Serum etwa die Gasödemkrankeiten zu bekämpfen, und ich muß auf diesem Standpunkt, soweit bisher Erfahrungen vorliegen, auch heute noch stehen bleiben.

Tabelle 2.

Schutzheilsera

	antiinfektiös	**antitoxisch**	**Vakzine**
Gegen { Welch-Fränkel-Typus, Unbewegl. Milchsäurebazillen	Passini 1904 Weinberg 1915 Höchster Serum 1916/17 Gansserum 1917	Passini 1905 Klose 1916	E. Fränkel 1902 Weinberg 1915

Gegen { Rauschbrandtyp., Bac. oedem. der Franzosen, Bewegl. Milchsäurebaz.-Gruppe	Fränkel-Königsfeld 1916
	  (Toxingewinnungsversuch)
	Aschoff-Klose-Fränkel 1916/17
	  (Höchster Serum)
	Conradi-Bieling 1917
	  (monovalent)
	Gansserum 1917
		Graßberger } 1904
		Schattenfroh }
		Weinberg 1915
		Klose 1917
		Ficker 1917
		Sacquépée 1916
			Arloing 1887
			Kitt 1893

Gegen { Malig. Ödem-Typus, Vibrion septique der Franzosen, Putrifikusgruppe	Passini 1904 Höchster Serum 1916/17	Graßberger } 1904 Schattenfroh } Weinberg 1915 Klose 1917	Chamberland u. Roux 1887

Wählen wir die richtige Benennung, so bestätigen die Versuche des Herrn v. Wassermann alle unsere im Frühjahr gemachten Behauptungen. Ich glaube, die historische Entwicklung der hier diskutierten Fragen können wir jetzt weiter unerörtert lassen. Die

Tatsache ist die, daß wir drei große Gruppen zu unterscheiden haben, genau wie wir es damals vorgeschlagen haben, und daß wir gegen die drei Gruppen jetzt Toxine besitzen. Gegen die erste Gruppe Welch-Fränkel allerdings sehr schwach wirkende, nämlich die von Klose jetzt hergestellten bzw. die neuen von v. Wassermann angegebenen Aggressine, die weiter auszubauen sehr wünschenswert wäre. Von der zweiten Gruppe, der Rauschbrandgruppe, besitzen wir Toxine von Klose, von Ficker andererseits und vor allem das Toxin von Höchst. Die Höchster Farbwerke haben schon immer ein antitoxisches Serum gegen diese Gruppe gehabt, die sie Rauschbrandgruppe nannten. Ob man sie Rauschbrandgruppe oder maligne Ödemgruppe nennen will, muß man verabreden. Ich beuge mich jeder Entscheidung der Bakteriologen. Es ist mir ganz gleich, wie sie genannt werden; ich bitte nur, daß die Bakteriologen uns einen sicheren Namen geben. Gegen die dritte Gruppe, die Putrifikusstämme, gegen die Graßberger und Schattenfroh schon ein Antitoxin gehabt haben, besitzen wir jetzt das Toxin von Klose, welcher damit bereits ein antitoxisches Serum hergestellt hat.

Ich persönlich bin auch durchaus für therapeutische Impfung. Wenn ich mich damals dagegen ausgesprochen habe oder nicht so dafür war, so geschah es einfach aus dem Grunde, weil wir viel zu wenig Serum hatten und ich fürchten mußte, daß das Serum vergeudet würde und dann überhaupt keine Möglichkeit für umfassende Anwendung bestände. Aber ich darf bemerken, daß ich damals schon hervorgehoben habe: Wir dürfen von diesem Serum überhaupt nicht so viel erwarten. Ein solches bakterizides Serum, sowohl prophylaktisch angewendet wie therapeutisch, ob antitoxisch oder nur bakterizid oder gemischt, wird niemals die Resultate haben, die etwa Tetanusheilserum hat. Das ist ganz ausgeschlossen. Wir können es nur mit Streptokokkenserum vergleichen, und da wissen wir ja, wie wenig diese Sera helfen, und deswegen will ich mich auch heute hier bescheiden und habe es damals schon hervorgehoben: Wenn die Chirurgen die Sache nicht meistern — mit dem Serum allein wird man dieser Infektion nicht Herr werden.

Herr **Pfeiffer:**

Als ich vor zwei Jahren an die Gasbrandfrage herantrat, waren die Publikationen, welche im Laufe des Krieges erschienen waren, vielfach widersprechend, so daß man sich kein richtiges Bild über die Ätiologie der Kriegsgasphlegmonen machen konnte. Einerseits war offenbar der Bazillus von Welch-Fränkel hierbei beteiligt,

andererseits hatte Aschoff einen sporenbildenden und beweglichen
Erreger beschrieben, dem er damals eine ausschlaggebende Bedeutung zuzuschreiben geneigt war, und so legte ich mir in erster
Linie die Frage vor, rein bakteriologisch festzustellen, was bei den
im Bereich meiner Armee vorkommenden Gasbrandformen von
Bakterien ätiologisch in Betracht käme. Ich habe da zu meiner
eigenen Überraschung einen Wirrwarr von Spezies gefunden, unter
denen ich mich anfangs nur schwierig zurecht finden konnte. Eine
Orientierung wurde erst dadurch möglich, daß ich mit Bessau vier
verschiedene Gruppen von anaeroben Bakterienarten unterschied. Zur
ersten Gruppe gehören Bazillen, welche dem Typus des von Welch-
Fränkel beschriebenen Gasbranderregers entsprechen, charakterisiert
durch Unbeweglichkeit, Mangel an Geißeln, Sporenbildung meist fehlend,
hochpathogen für Meerschweinchen. Zu Gruppe II rechnen wir Mikroorganismen, die für eine ganze Reihe von Versuchstieren hochpathogen
sind und Krankheitsbilder erzeugen, welche an das von R. Koch beschriebene klassische maligne Ödem erinnern. Sie sind beweglich,
peritrich begeißelt, bilden meist Sporen, doch nicht sehr üppig,
zeigen zarte flöckchenartige Kolonien in Agar und erzeugen keinen
Fäulnisgeruch. In Gruppe III stelle ich eine ziemlich große Zahl
von Bakterienspezies, die morphologisch und kulturell dem malignen
Ödem nahe stehen, sich aber dadurch unterscheiden, daß sie Fäulnis
erregen (Parödembazillen). In Gruppe IV fasse ich morphologisch
und kulturell sehr einheitlich erscheinende Fäulniserreger zusammen,
die massenhaft Sporen bilden und beweglich sind. Die sporentragenden Bazillen nehmen sehr oft typische Uhrzeigerform an, weil
die ovale, große Spore, dem einen Ende des Bazillus näher gerückt,
diesen auftreibt. Ich spreche deshalb kurzweg von Uhrzeigerbazillen.

Nur ganz ausnahmsweise findet man im Gasbrandmuskel nur eine
der hier beschriebenen Gruppen vertreten, in der Regel handelt es
sich um mannigfache Mischungen. Fast stets ist der Bazillus Welch-
Fränkel vorhanden, oft in ganz überwiegender Zahl. Am zweit
häufigsten begegnete ich dem Uhrzeigerbazillus, meist mit Fränkel
zusammen. Erst in dritter Linie fand ich Bazillen vom Typus des
malignen Ödems. Relativ selten waren die Befunde der Parödembazillen. Nun aber eine weitere recht beachtenswerte Tatsache.
Durch serologische Untersuchungen gelingt es, diese Gruppen weiter
zu differenzieren. Herr v. Wassermann hat darauf hingewiesen,
daß bei denjenigen Gasbranderregern, die echte Toxine erzeugen, von
einer Einheitlichkeit des Toxines gesprochen werden kann, da das
durch die Vorbehandlung mit dem Gifte eines Stammes hergestellte

antitoxische Immunserum alle Toxine der zur gleichen Gruppe gehörigen Stämme zu neutralisieren vermag. Ich habe über Untersuchungen nach dieser Richtung nicht zu berichten. Es fehlte uns vor allem das hierzu nötige Tiermaterial. Aber wir haben doch wenigstens versucht, mit den uns zur Verfügung stehenden Mitteln das zu erreichen, was möglich war, und haben spezifisch agglutinierende Immunsera hergestellt, um damit die von uns gezüchteten Stämme durchzuprüfen. Da hat sich denn ergeben, daß die Gruppe Fränkel durchaus nicht einheitlich ist. Unser nicht sehr hochwertiges Fränkelagglutinin vermochte nur den eigenen Stamm auszuflocken, verhielt sich aber gegen alle anderen Fränkelstämme negativ. Das war übrigens schon längst bekannt. 1905 hat G. Werner diese auffällige und völlig unerwartete Tatsache in durchaus einwandfreien Versuchen festgestellt. Des weiteren konnten wir auch die Gruppe des malignen Ödems durch Agglutination in eine ganze Reihe von serologisch differenten Stämmen zerlegen; und selbst eine so einheitlich erscheinende Gruppe wie die der Uhrzeigerbazillen verhält sich in ganz gleicher Weise. Wir wissen aus früheren Untersuchungen, daß die verschiedenen Schutzstoffe, die bei der Immunisierung gebildet werden, in sehr weitgehender Weise in bezug auf ihre Spezifität parallel laufen. Wenn also die Gasbrandstämme den Agglutininen gegenüber eine derartige weitgehende Differenzierung ihres Rezeptorenapparates aufweisen, so werden sie sich gegen andere Immunstoffe, wie z. B. die Bakteriolysine, nicht viel anders verhalten. Und das ist natürlich vom Standpunkt der Seroprophylaxe und der Serotherapie von höchster Wichtigkeit. Wir kommen da auf Verhältnisse, wie sie von v. Wassermann für die Gruppe der Schweineseuche festgestellt worden sind. Auch bei der großen Gruppe von Bakterienarten, die wir unter dem Sammelnamen Bacterium coli zusammenfassen, liegt die Sache ähnlich. Meine Untersuchungen nötigen uns, eine möglichste Polyvalenz des Gasbrandserums anzustreben. So viel ist sicher, es handelt sich hier um ganz grundlegende Fragen. Ich habe daher die Mitteilungen des Herrn v. Wassermann mit besonderer Freude begrüßt, weil sie eine relative Einheitlichkeit der toxischen Quote gewisser Gasbranderreger zu beweisen scheint. Aber ich meine, man wird noch viel eingehender die Sache zu untersuchen haben. Bei der Herstellung der spezifischen Immunsera wird man, und ich gebe da dem Kollegen Aschoff durchaus recht, die bakterizide Quote nicht vernachlässigen dürfen. Die Vermehrung der Gasbranderreger im menschlichen Körper ist eine so üppige und rasche, daß man doch entschieden darauf Rücksicht nehmen muß. Seit Jahren habe ich den Eindruck gewonnen, als ob die Neigung besteht, die therapeutischen Resultate der antiinfektiösen Sera viel zu ungünstig zu beurteilen; es ist doch zu bedenken, daß auch die therapeutische Wirkung des antitoxischen Serums ihre eng gezogenen Grenzen hat, wie jeder weiß, der einmal über diese Fragen gearbeitet hat; andererseits glaube ich nicht, daß irgendein antitoxisches Serum in bezug auf den heilenden Effekt z. B. dem Meningokokkenserum gleichkommt. Ich möchte nur noch einmal die großen Schwierigkeiten betonen, die in praktischer Beziehung hierbei zu bewältigen sein werden. Wenn wir zur Immunisierung 30, 40, vielleicht noch mehr Stämme verwenden müssen, die alle grundverschieden sind in bezug auf ihre Rezeptorenapparate, dann wird dem Tierkörper viel zugemutet, wenn wir von ihm verlangen, daß er für jeden dieser Stämme spezifisch eingestellte Schutzstoffe bilden soll in einer Menge, daß man damit therapeutische Resultate erreichen kann. Nun kommt noch eins dazu: ist denn das, was wir beim Menschen Gasbrand nennen, eine echte Infektion? Das möchte ich in gewissem Sinne bezweifeln. Nicht einmal die für Tiere virulenteste Erregergruppe, die ich vorher als malignes Ödem bezeichnet habe, kann für den Menschen eine entsprechende Pathogenität besitzen, denn sonst müßten wir doch im Frieden alle Augenblicke derartige maligne Ödemfälle sehen. Sie kommen nicht vor, obwohl die Friedenswunden oft genug mit Erde und den darin überall verbreiteten Ödembazillen in Kontakt geraten. Also es gehört zum Zustandekommen des Gasbrandes etwas ganz Besonderes, was wesentlich nur unter Kriegsverhältnissen vorhanden ist. Das ist die außerordentliche Zerstörung der Gewebe durch die modernen Geschosse. Das Primäre ist die traumatische Schädigung der Muskulatur. Erst in den so erzeugten nekrobiotischen Prozessen vermögen sich die mit der Erde in die Wunden gebrachten Erreger festzusetzen. Ich habe durch Untersuchungen, die ich an ganz frischen Wunden anstellen konnte, nachgewiesen, daß schon wenige Stunden nach der Verletzung in den exzidierten Muskeln des Wundkanals massenhaft Gasbrandbazillen gefunden werden können. Also sie sind sofort da, und nun kommt es darauf an, wie stark die Zerstörung und Schädigung des Gewebes ist. Ist das Gewebe noch einigermaßen lebensfähig, dann pflegt die Sache gut auszugehen. Die Bazillenvegetation wuchert nicht weiter, die bakteriziden Kräfte des Körpers gewinnen die Oberhand. Sind aber die Gewebe ihrer normalen Widerstandskraft beraubt, dann beginnt das schrankenlose, anaerobe Wachstum, welches zum klinischen Gasbrand führt. In solchen Fällen wird aber aller Voraussicht nach auch das beste Immunserum versagen. Es fehlt eben dazu die für ihre Wirkung nötige Reaktionsfähigkeit des Organismus. Derartige Erwägungen sind überaus betrübend für jeden, der Gelegenheit gehabt hat, die leider so häufig auftretenden deletären Gasbrandfälle bei unseren braven Feldgrauen zu sehen mit dem lebhaften Gefühl, helfen zu wollen und nicht zu können. Deswegen möchte ich durchaus nicht den Eindruck erwecken, als ob ich etwa die Bestrebungen, ein wirksames Gasbrandserum herzustellen, irgendwie diskreditieren wollte. Ganz im Gegenteil; ich begrüße jede Möglichkeit, jeden neuen aussichtsvollen Weg zu diesem Ziele mit tiefster wahrer Herzensfreude. Aber zu meinem großen Bedauern kann ich die Chance, daß wir ein auch nur einigermaßen sicher wirkendes spezifisches Serum für die Prophylaxe und Therapie des Gasbrandes bereiten werden, für nicht allzu groß bewerten.

Herr Rumpel:

Bei der Beurteilung der Ergebnisse der prophylaktischen Serumanwendung ist stets die Art und Schwere der primären Verwundung zu berücksichtigen. So ergibt sich z: B. aus einer Uebersicht der Listen, die in einem bestimmten Abschnitt geführt wurden, folgendes Verhältnis: Von 37 trotz vorbeugender Serumbehandlung an Gasphlegmone Erkrankten starben 24, 13 kamen mit dem Leben davon. Bei den 24 Gestorbenen handelte es sich 19 mal um schwere und vielfache Verwundungen, darunter Komplikationen mit Verletzung der Hauptgefäßstämme, Bauch- und Schädelschüssen u. dgl., so daß die Frage ganz offen bleiben muß, wieviel Patienten lediglich der Schwere der Verwunduug erlagen. Bei derartig schwer Verletzten ist von vornherein die Einwirkungsmöglichkeit des Schutzserums verhindert. Günstig erscheint das Ergebnis hinsichtlich der aus minder schweren Verwundungen entstandenen Erkrankungen und der Spätfälle. Ueber $^1/_8$ aller Fälle von Gasphlegmone kommen nach meinen früheren Beobachtungen erst nach Ablauf der ersten 3 Tage nach der Verwundung zum Ausbruch, häufig im Anschluß an einen nachträglich erfolgten operativen Eingriff. Diese Fälle scheinen fast ganz verschwunden zu sein — das deckt sich mit meinen eigenen Beobachtungen.

Hinsichtlich der therapeutischen Anwendung habe ich den Eindruck der günstigen Beeinflussung durch Gasödemserum schon früher gewonnen. Große Dosen sind erforderlich (intravenös und intramuskulär) und Wiederholung an den nächsten Tagen. Gefährliche Nebenwirkungen sind nicht beobachtet. Meines Erachtens muß die therapeutische Anwendung Hand in Hand gehen mit der prophylaktischen. In diesem Sinne möchte ich die weitere Anwendung dringend empfehlen.

Herr Bier:

Herr Kolle meint, man könne nicht normales Serum in größerer Menge an den Ort der Schädigung bringen. Das geht beim Menschen an den Gliedern sehr leicht. Man braucht nur eine Stauungshyperämie zu erzeugen, so bringt man solche Massen von Serum in die erkrankten Gewebe hinein, wie man sie niemals einspritzen kann.

Ich habe nun mit der Methode der rhythmischen Stauung von Thies eine große Menge von Gasödemfällen behandelt. Darunter waren auch sogenannte agonale Fälle. Ich habe zwei Fälle behandelt, die schwer benommen waren, 150 Pulse oder darüber hatten. Ich habe mehrere Chirurgen, die die Fälle sahen, gefragt: Würden Sie die noch operieren? Sie haben geantwortet: Es ist aussichtslos, zu operieren. Die beiden Fälle sind durchgekommen. Wir haben eine große Menge andere Fälle, darunter sehr schwere, gehabt, die ebenfalls nur durch die Anwendung dieses Mittels geheilt sind. Deshalb wundere ich mich, daß man nachher gar nicht mit dem Verfahren weiter gekommen seinmsoll. Wir haben in breitester Öffentlichkeit, meist in Anwesenheit einer größeren Anzahl von Besuchern, die Fälle ausgesucht. Durch Entgegenkommen des Armeearztes wurden mir dort sämtliche Fälle zugeschickt. Ich habe nur etwa die Hälfte derselben als richtiges Gasödem anerkannt und als solches behandelt; ausgesucht waren also meine Fälle nicht, wenigstens nicht nach der prognostisch günstigen Seite hin.

Wie kam ich nun zu den günstigen Erfolgen? Lag es an den Fällen? Ich habe in meiner ganzen Feldtätigkeit nur zeitweise das Glück gehabt, mit Bakteriologen und Pathologen zusammen zu sein, genaue pathologische und bakteriologische Untersuchungen waren deshalb leider nicht immer möglich, und ich kann deshalb nicht sagen, um welche Stämme von Erregern es sich gehandelt hat. Ein solches dauerndes Zusammenarbeiten der Chirurgen mit Bakteriologen und pathologischen Anatomen halte ich nun für äußerst wichtig. Ich erinnere mich mit größtem Vergnügen der Zeit, wo ich mit R. Pfeiffer zusammen gewesen bin. Manche Anregung und reichlichste Unterstützung habe ich von ihm gehabt. Leider wurden wir, gerade als wir anfingen, uns aufeinander einzuarbeiten, auseinander gerissen. Ich erinnere mich mit ebenso großem Vergnügen der Zeit, die ich mit Aschoff zusammen arbeiten konnte.

Man könnte deshalb vielleicht sagen: Die Fälle, die Du gehabt hast, sind durch einen bestimmten Stamm hervorgerufen, gegen den

die Stauungshyperämie besonders wirksam gewesen ist. Denn so
töricht bin ich wirklich nicht, daß man sagen könnte: Du hast Dich
geirrt, es waren vielleicht gar keine Gasphlegmonen, die Du behandelt
hast, oder es waren besonders leichte Fälle. Ich weiß sehr wohl,
daß solche leichten Fälle von Gasinfektionen auch ohne jede Behandlung heilen.

Dem, was Herr Pfeiffer über die Zertrümmerung der Gewebe
sagte, wird jeder Chirurg beipflichten. Besonders ist ja auch der
ungeheure Einfluß der Verletzung der Gefäße bekannt. Das gut ernährte Gewebe wird von der Gasphlegmone nicht so ergriffen wie
das schlecht ernährte.

Was Herr Rumpel über die unbedeutenden Verletzungen sagte,
die zu Gasphlegmonen führen, ist sehr richtig. Aber da handelt es
sich fast immer um Waden- oder Glutäalschüsse (Zuruf: Ober-
schenkel!) — ja, Oberschenkelschüsse auch, also um Gegenden, wo
viele Muskeln sind. An anderen Stellen, wo dies nicht der Fall ist
— und ich habe eine ganze Reihe solcher Fälle, die, glaube ich,
die große Mehrzahl der Ärzte als Gasphlegmone bezeichnen würde,
am Fuß und an der Hand überhaupt nicht behandelt; sie sind auch
gut geworden. Also, es kommt außerordentlich darauf an, wo der
Schuß sitzt. Jeder Chirurg ist doch gewöhnt, den Wadenschuß, und
wenn er noch so klein ist, und auch, wenn es ein Infanterieschuß gewesen ist, als sehr verdächtig auf Gasphlegmone anzusehen. In zweiter
Linie kommt der Glutäal-, dann der Oberschenkel-, Rücken- und
Schulterschuß. An muskelarmen Stellen treten Gasphlegmonen selten
auf und sind nicht so gefährlich. Ich sah sogar eine schwere Gasphlegmone nach einer Wadenverletzung durch Infanteriegeschoß entstehen, die der Betreffende im Flugapparate davongetragen hatte.

Dann möchte ich die Anregung geben, die Fälle nicht allzu ein-
seitig nur mit Serum zu behandeln. Die chemotherapeutische Beeinflussung, die Herr v. Wassermann schon erwähnt hat, halte ich auch
für wichtig. Zum Beispiel möchte ich auf die Arbeiten von Morgenroth hinweisen, der im Tierversuch mit seinen Chininderivaten den
Gasbrand außerordentlich günstig beeinflußt und ihn heilt. Wie ich
aus mündlicher Mitteilung weiß, haben auch Chirurgen damit gute
Erfolge erzielt.

Herr **Körte:**

Ich möchte nur ein paar Worte vom Standpunkte des praktischen
Feldchirurgen über meine Erfahrungen bei der Gasphlegmone mitteilen.

Für die Entstehung derselben ist der wesentlichste Punkt die
starke Zermalmung der Gewebe, besonders der Muskulatur, durch die

mit enormer Gewalt eindringenden Geschosse, vorzüglich der Granatsplitter, aber auch der Infanteriegeschosse. Es entsteht ein Brei von Muskel- und anderen Gewebsfetzen, welche der Nekrose anheimfallen, und in diesem abgestorbenen, nicht mehr ordentlich durchbluteten Gewebe finden die Bazillen des Gasödems ihren Nährboden.

Ich habe als Nachfolger des Herrn Kollegen Bier in L. eine Anzahl der nach seinen Angaben mit heißen Umschlägen behandelten Fälle gesehen. Es ist ein Teil derselben noch nach Ueberwindung der Gasinfektion an den Folgen der ausgedehnten starken Eiterung zugrunde gegangen. Auch bei der rhythmischen Stauung, welche ich zwei Monate hindurch dort angewandt habe, konnte ich nicht zu der Ueberzeugung kommen, daß sie bei den schweren Fällen etwas Wesentliches leistet.

Die Hauptsache bleibt vorläufig noch immer die frühzeitige Freilegung des Herdes, das Ausschneiden der lebensunfähigen Gewebsteile und dann die energische Behandlung der Wunde mit Antisepticis — obwohl Herr Bier dies als einen Rückfall in die Sünden früherer Zeiten bezeichnet hat. Ich habe 3 proz. Karbolwasser, daneben auch Kampfer-Karbol oder konzentrierte Karbolsäure verwendet, und bin der Ansicht, Gutes davon gesehen zu haben. Ganz neuerdings ist von Klapp die Verwendung von Chininderivaten (Isoktylhydrokuprein 1:10000) zur Einspritzung in die Gewebe der Wundumgebung empfohlen worden; er bezeichnet seine Methode als „Tiefenantisepsis". Ob sie gegen den Gasbazillus wirksam ist, muß die weitere Erfahrung lehren. Jedenfalls ist seine Methode auch ein Uebergang zur Antisepsis, denn mit der „Asepsis" kommen wir nach meiner Ansicht bei diesen schweren Zertrümmerungswunden nicht aus.

Für die weitere Behandlung halte ich die offene Behandlung der Wunden und vollkommene Ruhigstellung der Glieder für wichtig.

Was die prophylaktische Einspritzung des antibakteriellen Serums anbelangt, so war eine deutliche Wirksamkeit derselben in meinem Wirkungsbereiche nicht mit Sicherheit zu konstatieren. Becker berichtete im Sommer 1917 über 3 Fälle, wo im Verlaufe der Wundheilung gerade an den Einspritzungsstellen, entfernt von der Wunde, am Rumpf bzw. Gesäß Gasphlegmone aufgetreten war.

Beim Nachlassen größerer Kampfhandlungen pflegt ja die Gasphlegmone auch relativ seltener zu werden, doch traten einzelne schwere Fälle trotz vorbeugender Einspritzung auch dann noch auf.

Auch die Erfahrungen Wietings sprechen nach persönlicher Mitteilung desselben nicht für die Wirksamkeit der vorbeugenden Serumeinspritzung.

Vorläufig, glaube ich, müssen wir noch das Hauptgewicht auf eine frühzeitig einsetzende und energische Wundbehandlung legen. Bei großen Kampfhandlungen mit starkem Zustrom von Verwundeten ist das aus räumlichen und zeitlichen Gründen oft nicht durchzuführen. In solchen Zeiten wäre es besonders segensreich, wenn durch ein wirksames Serum die chirurgische Behandlung ergänzt und verstärkt würde. Der Prüfstein für die Wirksamkeit des Serums wird immer bleiben, ob sich dasselbe auch in Zeiten von starker Verwundungsanzahl als heilbringend bewährt.

Herr **Kolle**:

Herr Bier hat die Frage der Chemotherapie des Gasödems angeregt. Nachdem die Veröffentlichung von Morgenroth über die chemische Wirkung des Isoktylhydrokupreins, das starke Wirkungen bei experimentellem Gasbrand der Meerschweinchen haben soll, erschienen war, haben wir eine größere Anzahl Versuche gemacht, und ich habe mit Ritz in Vergleichsversuchen eine ganze Anzahl bewährter Desinfektionsmittel, auch färbende — namentlich das von den Engländern angeblich mit so großem Erfolge angewandte Trypaflavin — experimentell geprüft.

Dies unter Ehrlich schon bei Trypanosomeninfektionen geprüfte Mittel gehört zu den Akridinfarbstoffen und entfaltet seine Wirkung auf den Blepharoblasten bei Protozoen. So war vielleicht zu erwarten, daß auch Teile des Kerns der Bakterien durch diesen Farbstoff geschädigt würden. Auch deshalb ist das Trypaflavin so interessant, weil es der einzige Farbstoff ist, der bei Trypanosomen und Spirochäten Arsenfestigkeit hervorruft. Alle diese Eigenschaften mögen wohl die Engländer veranlaßt haben, auch bei bakteriellen Infektionen damit zu arbeiten. Allerdings ist mir nicht gelungen, das in England selbst hergestellte Präparat in Besitz zu bekommen, so daß ich nicht weiß, ob unser Trypaflavin wirklich mit dem Flavin der Engländer identisch ist. Ich kann aber das eine sagen, daß weder das Isoktylhydrokuprein noch das Trypaflavin echte chemotherapeutische Mittel sind. Auch die Versuchsanordnung von Morgenroth ist nicht eine solche, um einen chemotherapeutischen Effekt zu kennzeichnen. Denn dazu gehört, daß das Mittel, wo es auch dem Körper einverleibt wird, seine Parasitotropie entfaltet. Wenn wir es getrennt von den Infektionserregern injizierten, haben wir keine Wirkung gesehen; dagegen hat sowohl Isoktylhydrokuprein wie Trypaflavin eine gewisse Einwirkung in Mischungen gezeigt, oder, wenn man eine halbe Stunde nach der Infektion das Mittel in die infizierten Gewebe injiziert. Das gleiche haben wir auch zuweilen vom Trypanrot, vom Trypanblau und von anderen Farbstoffen gesehen. Ich habe ungefähr 20 Präparate durchproben lassen. Es gibt darunter solche, die, ohne die Gewebe zu schädigen, namentlich ohne die Leukozyten und die Phagozytose zu beeinflussen, so viel Wirkung auf die Gasbranderreger haben, daß ich glaube, die Anwendung dieser Mittel dürfte wohl Aussicht auf Erfolg bieten bei der weiteren klinischen Erprobung, vielleicht zur Verhütung der Gasbrandinfektion. Zur Erreichung dieses letzteren Zweckes dürfte sich die Applikation von Gaze, z. B. Trypaflavingaze, empfehlen, die mit den Farbstofflösungen durchtränkt sind.

Nun möchte ich zu den Bemerkungen von Herrn Pfeiffer einiges sagen. Seine Bemerkungen über die rein antiinfektiösen Sera, über deren Heilkraft und Beeinflussung der Infektion scheinen mir doch sehr beachtenswert. Denn alles das, was wir heute gehört haben, namentlich auch über das Eindringen der Infektionserreger von den mortifizierten Geweben in das schlecht durchblutete, geschädigte umgebende Gewebe, von da in die Blutbahn und — wenn der Körper erst einmal mit spezifischen und nichtspezifischen Giften überlastet ist — als Folge davon die Entwicklung des schweren Bildes der Gasbrandsepsis, scheint mir doch dafür zu sprechen, daß wir ganz rationell vorgehen und besser tun werden, wenn wir den serotherapeutischen Wagen mit zwei Achsen fahren — um mich eines Bildes zu bedienen. Die eine Achse bleibt die bisher bewährte antiinfektiöse Wirkung des Serums und die zweite Achse wird die Giftachse, die zur antitoxischen Quote des Gasbrandserums führt. Weiter scheint das eine festzustehen: Herr v. Wassermann hat von dem mit dem Fickerschen Toxin bei Pferden hergestellten antitoxischen Serum Wirkungen auf Putrifikus sowohl, wie auf Rauschbrandarten gesehen. Das scheint mir dafür zu sprechen, daß die Gasbrandbakterien eine einheitliche Gruppe mit Spielarten oder biologisch nahestehenden Arten darstellen. Aber die Notwendigkeit, ein multivalentes Serum herzustellen, ist deshalb doch nicht eher aufgehoben, ehe wir nicht wissen, ob alle Stämme in gleicher Weise therapeutisch durch monovalente antitoxische Sera beeinflußt werden, wie es mit den multivalenten bezüglich der therapeutischen Wirkung von uns nachgewiesen ist. Die Gasödembakterien sind toxigene Saprophyten, die mit Hilfe von Giften den Körper allmählich infizieren und töten. Aber wir müssen damit rechnen, daß es nicht allein spezifische, von den toxigenen Saprophyten erzeugte Gifte, sondern auch nichtspezifische Schrittmacher sind, die das Weiterdringen der Infektion beeinflussen.

Das hat insofern große Bedeutung, als wir damit wieder von anderen Gesichtspunkten zu der Verwendung großer Serumdosen kommen. Was Herr Rumpel sagte, steht ja damit in engem Zusammenhang. Weil eine kolossale Wucherung der Parasiten in dem toten Gewebe stattfindet, und weil es oft so große Gewebsteile sind, bei denen es zu einer progredienten Gasphlegmone kommt, deshalb kann man mit kleinen Serumdosen, die ja auch wieder rasch ausgeschieden werden, prophylaktisch nichts erreichen. Der Tierversuch stimmt ja damit überein. Was man aber nicht experimentell wenigstens bis zu gewissem Grade beweisen kann, sollte man nicht als Grundlage für so weitgehende Maßnahmen heranziehen. Auch nach den Gesichtspunkten des Herrn Feldsanitätschefs sollen ja möglichst nur solche Vorschläge gemacht werden, die auch eine experimentelle- Grundlage haben. Wenn man das Serum prophylaktisch anwendet und die Dosen auf die zahllosen Verwundeten verzettelt, von denen unter tausend nur 3—4 Gasbrand bekommen, so hat man erstens nicht genug Serum, zweitens — das kenne ich vom Felde her — ist die Überlastung der Ärzte mit den vielen prophylaktischen Injektionen auch ein erschwerendes Moment, und drittens wird durch die therapeutische Anwendung zu Beginn der Erkrankung die Aufmerksamkeit der Chirurgen und der Ärzte darauf gelenkt, möglichst frühzeitig den Gasbrand zu behandeln; denn sie werden so dazu geführt, auf den Gasbrand zu achten, ihn festzustellen und ihn chirurgisch anzugreifen. Deshalb möchte ich aus rein praktischen Gesichtspunkten auf Grund der Tierversuche befürworten, von einer prophylaktischen Anwendung des Serums möglichst abzusehen und den therapeutischen Gesichtspunkt in den Vordergrund zu stellen, für den die von Sachs und mir ausgeführten Tierversuche exakte Unterlagen geliefert haben.

Ich möchte aber nun noch mit einigen Worten auf das Schema von Aschoff und Klose eingehen, das sicher als Uebersichtsschema technisch von großem Wert ist. Nach unseren Untersuchungen müssen wir aber davon absehen, in der Schematisierung weiterzugehen. In jeder Gruppe sind, wie das auch Pfeiffer schon gezeigt hat, zahllose Arten vereinigt, selbst unter denen, die wir als Rauschbrand-, als Putrifikus- oder als Welch-Fränkelgruppe bezeichnen, und zwar Arten, die serologisch große Differenzen aufweisen, wie wir sie nur beim Bacterium coli und bis zu gewissem Grade auch beim Typhusbazillus, vielleicht auch noch bei einigen anderen Bakterien serologisch finden. Aber mit der Differenzierung weiterzugehen ist deshalb nicht möglich, weil sicher bei diesen Bakterien leicht Mutationen auftreten. Ich habe einige Gasbrandstämme herausgesucht, bei denen es z. B.

gelingt, durch Züchtung in Traubenzuckerbouillon einerseits, in gewöhnlicher Bouillon andererseits, bei nachheriger Übertragung auf gewöhnlichen Agar und Traubenzuckeragar ganz verschiedene Kolonieformen zu erzeugen. Das hängt damit zusammen: im Traubenzucker verlieren diese Arten sehr rasch ihre Beweglichkeit, im gewöhnlichen Agar nicht. Wenn sie unbeweglich werden, nehmen sie geschlossenen Kolonietypus an, wie ihn auch der Welch-Fränkelsche Typus zeigt; sowie sie beweglich sind, sind sie ganz diffus, verteilen sich, strecken Vorläufer aus, sie nehmen den Knochenkörperchentypus an.

Ich habe hier eine zweite Kolonie, einen noch beweglichen Rauschbrand stehen. Er ist durch Traubenzuckerzusatz verwandelt in einen unbeweglichen, er zeigt ganz die Eigenschaften der Welch-Fränkelschen Gruppe. Ich habe von verschiedenen Seiten ungefähr 40 Welch-Fränkelstämme bekommen, von denen uns im ganzen 9 als echte Stämme dieser Art übrig geblieben sind.

Aus allen diesen Gründen glaube ich, daß eine weitere Differenzierung nicht erforderlich ist, zumal wir nicht Mutationen und Verunreinigungen ausschließen können, nicht wissen, wie weit die einzelnen Arten ineinander übergehen, nicht im Sinne von Artübergängen, sondern von Spielartentwicklungen.

Nur ein Gesichtspunkt käme noch in Betracht, und das ist der für die Serumbehandlung so gewichtige Gesichtspunkt: Welches sind überhaupt die dominanten Erreger des Kriegs-Gasödems? Ich muß sagen: die Frage, welche Erreger dominant sind, scheint mir nach unseren Untersuchungen, die sich auf 150 verschiedene Arten beziehen und mit denen von Aschoff und Klose decken, in dem Sinne entschieden zu sein, daß es die beweglichen Arten sind, gleichgültig, ob sie putrifizierend oder nicht putrifizierend sind. Denn unter 40 echten Welch-Fränkelkulturen haben sich nur 15 als dauernd unbeweglich und als echte Welch-Fränkelstämme erwiesen, und auch sie zeigten im Tierversuch nicht den Welch-Fränkelschen Obduktionsbefund, sondern das Bild des malignen Ödems bzw. des Rauschbrandes, so daß ich noch gar nicht sicher bin, ob es sich nicht hier, was schon Graßberger und Schatter.froh beobachtet hatten, um sogenannte „Denaturierung" von Rauschbrandarten, durch Unbeweglichwerden hervorgerufen, handelt. Solche „Denaturierung" kennen wir in der Bakteriologie. Die alten Cholerastämme, die mehr als 10 Jahre alt auf künstlichen Nährböden fortgezüchtet waren, sind unbeweglich und weisen derartige biologische Verhältnisse auf, daß es ohne Pfeiffersche Reaktion oder aktive Immunisierung unmöglich ist, ihre Choleranatur zu erkennen. Wir haben große Versuchsreihen angesetzt, um womöglich auch für die Gasbrandbakterien durch aktive Immunisierung diese für die Serumherstellung so wichtige Frage weiter zu klären. Es ist das eine Ergänzung der Versuche mit Toxinen und deren Neutralisierung durch rein antitoxische Sera.

Herr v. Wassermann:

Zunächst möchte ich meiner Freude Ausdruck geben, daß Herr Aschoff, wie sich aus seinen Ausführungen ergibt, zu einer so vollkommenen Übereinstimmung mit mir gelangt ist. Ich glaube Ihres Einverständnisses sicher zu sein, wenn ich, meine Herren, mich angesichts der vorgeschrittenen Zeit nicht in Einzelheiten verliere, um nun nachzuweisen, wer zuerst das Toxin bzw. Antitoxin in Händen gehabt hat. Wir haben ja doch alle nur das eine Ziel im Auge, zum Nutzen der Armee vorwärts zu kommen, so daß wir diese kleine Differenzen beiseite lassen können.

Es ist die Frage erörtert worden, inwiefern der Antitoxinweg zu einer Vereinfachung des bisherigen Arbeitens bei Gasödemserum beiträgt. Diese Frage kann ich sehr kurz dahin beantworten, daß sich eben mit Hilfe des Antitoxins gezeigt hat, daß sehr viele Stämme, die man vorher auf Grund rein bakteriologischer Verschiedenheiten in verschiedenen Gruppen unterbrachte, und daher bei der Serumgewinnung verschieden berücksichtigen zu müssen glaubte, sich als einheitlich zeigten. Ich brauche nur daran zu erinnern, daß auf Grund der Versuche, die ich Ihnen heute zeigen konnte, beispielsweise an Stelle Ghon-Sachs, K.W.A.-Putrifikus, K.W.A.-Rauschbrand ein einziger toxischer Ödemstamm für die Serumgewinnung genügt. Nun ist auch die Frage angeschnitten worden, wie weit überhaupt die Aussichten des Gasödemserums zu beurteilen sind. Insbesondere hat Herr Kolle darauf hingewiesen, daß das Normalserum eine gewisse Wirkung habe. Demgegenüber möchte ich aber doch, damit kein Irrtum auftaucht, betonen, daß das Normalserum nur bei Fränkel-Stämmen eine begrenzte Wirkung hat, was ja auch leicht zu verhen ist, nachdem ich auf die wichtige Rolle, welche die Phagozytose bei dieser Infektion spielt, aufmerksam gemacht habe. Von diesem Gesichtspunkte ist es auch zu verstehen, daß eben bei Fränkel-Infektionen alle möglichen Eingriffe, welche die Leukozytose beeinflussen, also wie beispielsweise Stauungen, Terpentininjektionen, Perubalsam eine unterstützende Wirkung ausüben. Alle diese Eingriffe haben aber keinerlei Wirkung gegenüber der Infektion mit den echten toxinbildenden Ödemstämmen. Insbesondere habe ich auch bei diesen letzteren von den neuen chemotherapeutischen Mitteln keine Wirkung gesehen. Hier sind wir also ausschließlich, sowohl was Schutz wie Therapie angeht, auf das Gasödemserum angewiesen. Wissenschaftlich ist demgemäß die Anwendung des Gasödemserums nicht nur begründet, sondern als das einzige Mittel, welches wir gegenüber diesen Stämmen und ihrem Toxin als im Experimente wirksam nachweisen können, direkt indiziert. Gewiß läßt sich vom Laboratorium aus nicht beurteilen, wie weit im einzelnen Fall durch Unterbrechung der Zirkulation infolge des Traumas die Wirkung des Serums auf den Infektionsherd aus mechanischen Gründen unmöglich gemacht wird. Aber in allen Fällen, in denen das nicht der Fall ist, dürfen wir nach allem, was wir bisher auf dem Gebiete der Serumtherapie erlebt haben, erhoffen, daß ein so mächtiges Heil- und Schutzmittel, als welches sich ein richtig zusammengesetztes und hergestelltes Gasödemserum im Tierversuch ausnahmslos erweist, auch in der Praxis sichtbare Ergebnisse zeigen muß. Ich glaube mich deshalb im Einvernehmen mit den Herren Aschoff, Kolle und allen Anwesenden zu befinden, wenn ich der Ansicht Raum gebe, daß diese auf Veranlassung des Herrn Chefs des Feldsanitätswesens in Angriff genommenen und trotz aller Schwierigkeiten so tatkräftig durchgeführten Forschungen über das Gasödemserum nun auch mit aller Kraft in die Praxis umgesetzt werden sollten.

24. Heft. Kriegschirurgen und Feldärzte in der Zeit von 1848 bis 1868. Von Oberstabsarzt a. D. Dr. Kimmle. 1904. 14 M.

25. Heft. Ueber die Entstehung und Behandlung des Plattfusses im jugendlichen Alter. Von Dr. Schiff. 1904. 2 M.

26. Heft. Ueber plötzliche Todesfälle, mit besonderer Berücksichtigung der militärärztlichen Verhältnisse. Von Oberarzt Dr. Busch. 1904. 2 M. 40 Pf.

27. Heft. Kriegschirurgen und Feldärzte der Neuzeit. Von Oberstabsarzt Prof. Dr. A. Köhler. 1904. 18 M.

28. Heft. Beiträge zur Schutzimpfung gegen Typhus. Bearbeitet in der Medizinal-Abteilung des Königl. Preuss. Kriegsministeriums. Mit 10 Kurven im Text. 1905. 1 M. 60 Pf.

29. Heft. Arbeiten aus den hygienisch-chemischen Untersuchungsstellen. Zusammengestellt in der Medizinal-Abteilung des Königlich Preussischen Kriegsministeriums. I. Teil. 1905. 2 M. 40 Pf.

30. Heft. Ueber die Feststellung regelwidriger Geisteszustände bei Heerespflichtigen und Heeresangehörigen. Beratungsergebnisse aus der Sitzung des Wissenschaftl. Senats bei der Kaiser Wilhelms-Akademie für das militärärztliche Bildungswesen am 17. Februar 1905. Mit 3 Kurventafeln im Anhang. 1905. 1 M.

31. Heft. Die Genickstarre-Epidemie beim Badischen Pionier-Bataillon Nr. 14 (Kehl) im Jahre 1903/1904. Mit einem Grundriss der Kaserne und zwei Anlagen. 1905. 3 M. 60 Pf.

32. Heft. Zur Kenntnis und Diagnose der angeborenen Farbensinnstörungen. Von Stabsarzt Dr. Collin. 1906. 1 M. 20 Pf.

33. Heft. Der Bacillus pyocyaneus im Ohr. Klinisch-experimenteller Beitrag zur Frage der Pathogenität des Bacillus pyocyaneus. Von Stabsarzt Dr. Otto Voss. Mit 5 Tafeln. 1906. 8 M.

34. Heft. Die Lungentuberkulose in der Armee. Im Anschluss an Heft 14 der Veröffentlichungen bearbeitet von Stabsarzt Dr. Fischer. 1906. 2 M.

35. Heft. Beiträge zur Chirurgie und Kriegschirurgie. Festschrift zum siebzigjährigen Geburtstage Sr. Exz. v. Bergmann gewidmet. Mit dem Porträt Exz. v. Bergmann's, 8 Tafeln und zahlreichen Textfiguren. 1906. 16 M.

36. Heft. Beiträge zur Kenntnis der Verbreitung der venerischen Krankheiten in den europäischen Heeren sowie in der militärpflichtigen Jugend Deutschlands. Von Stabsarzt Dr. H. Schwiening. 1907. Mit 12 Karten und 8 Kurventafeln. 6 M.

37. Heft. Ueber die Anwendung von Heil- und Schutzseris im Heere. Beratungsergebnisse aus der Sitzung des Wissenschaftl. Senats bei der Kaiser Wilhelms-Akademie für das militärärztliche Bildungswesen am 30. November 1907. 1908. 1 M. 20 Pf.

38. Heft. Arbeiten aus den hygienisch-chemischen Untersuchungsstellen. Zusammengestellt in der Medizinal-Abteilung des Königlich Preussischen Kriegsministeriums. II. Teil. 1908. 2 M. 80 Pf.

39. Heft. Ueber das Auftreten von Sarkomen, sowie von Haut-, Gelenk- und Knochentuberkulose an verletzten Körperstellen bei Heeresangehörigen. Von Oberstabsarzt Dr. Eichel. 1908. 80 Pf.

40. Heft. Ueber die Körperbeschaffenheit der zum einjährig-freiwilligen Dienst berechtigten Wehrpflichtigen Deutschlands. Auf Grund amtlichen Materials unter Mitwirkung von Oberstabsarzt Dr. Nicolai bearbeitet von Stabsarzt Dr. Heinrich Schwiening. 1909. 5 M.

41. Heft. Arbeiten aus den hygienisch-chemischen Untersuchungsstellen. Zusammengestellt in der Medizinal-Abteilung des Königlich Preussischen Kriegsministeriums. III. Teil. 1909. 2 M. 40 Pf.

42. Heft. Die altrömischen Militärärzte. Von Stabsarzt Dr. Haberling. Mit 1 Titelbilde und 16 Textfiguren. 1910. 2 M. 80 Pf.

43. Heft. Die Hagenauer Ruhrepidemie des Sommers 1908. Bearbeitet in der Medizinal-Abteilung des Kgl. Preuss. Kriegsministeriums. Mit 3 Tafeln u. 8 Abb. im Text. 1910. 2 M. 80 Pf.

44. Heft. Berichte über die Wirksamkeit des Alkohols bei der Händedesinfektion. Zusammengestellt in der Medizinal-Abteilung des Königlich Preussischen Kriegsministeriums. Mit 8 Textfiguren. 1910. 2 M. 40 Pf.

45. Heft. Arbeiten aus den hygienisch-chemischen Untersuchungsstellen. Zusammengestellt in der Medizinal-Abteilung des Königlich Preussischen Kriegsministeriums. IV. Teil 1911. 3 M.

46. Heft. Beiträge zur Lehre von der sog. „Weil'schen Krankheit". Klinische und ätiologische Studien an der Hand einer Epidemie in dem Standort Hildesheim während des Sommers 1910. Von Generalarzt Dr. Hecker und Stabsarzt Prof. Dr. Otto. Mit 10 Tafeln, 1 Skizze und 15 Kurven im Text. 1911. 8 M.

47. Heft. Das Königliche Hauptsanitätsdepot in Berlin. Mit 3 Tafeln und 24 Abbildungen im Text. 1911. 2 M.